中国居民营养与健康状况监测报告之六：2010—2013年

人群超重肥胖及十年变化

主　编　赵文华　王京钟

副主编　（以姓氏笔画为序）
　　　　于冬梅　杨振宇　张　倩　房红芸　翟　屹

编写人员　（以姓氏笔画为序）
　　　　丁心悦　于文涛　于冬梅　王京钟　毕　烨　刘　丹
　　　　许晓丽　李　荔　杨振宇　张　倩　庞学红　房红芸
　　　　赵文华　赵丽云　胡小琪　郭齐雅　曹　薇　翟　屹

秘　书　房红芸　刘　丹　丁心悦

人民卫生出版社

图书在版编目（CIP）数据

中国居民营养与健康状况监测报告之六：2010—2013年人群超重肥胖及十年变化/赵文华，王京钟主编. —北京：人民卫生出版社，2020

ISBN 978-7-117-29416-4

Ⅰ. ①中… Ⅱ. ①赵… ②王… Ⅲ. ①居民－合理营养－调查报告－中国②居民－健康状况－调查报告－中国③肥胖病－研究报告－中国 Ⅳ. ①R151.4②R194.3③R589.2

中国版本图书馆 CIP 数据核字（2019）第 281766 号

人卫智网 www.ipmph.com	医学教育、学术、考试、健康，购书智慧智能综合服务平台
人卫官网 www.pmph.com	人卫官方资讯发布平台

中国居民营养与健康状况监测报告之六：
2010—2013年 人群超重肥胖及十年变化

主　　编：赵文华　王京钟
出版发行：人民卫生出版社（中继线 010-59780011）
地　　址：北京市朝阳区潘家园南里 19 号
邮　　编：100021
E - mail：pmph @ pmph.com
购书热线：010-59787592　010-59787584　010-65264830
印　　刷：保定市中画美凯印刷有限公司
经　　销：新华书店
开　　本：787×1092　1/16　印张：10
字　　数：243 千字
版　　次：2020 年 1 月第 1 版　2020 年 1 月第 1 版第 1 次印刷
标准书号：ISBN 978-7-117-29416-4
定　　价：55.00 元
打击盗版举报电话：010-59787491　E-mail: WQ @ pmph.com
质量问题联系电话：010-59787234　E-mail: zhiliang @ pmph.com

国民营养与健康状况是反映国家经济与社会发展、卫生保健水平和人口素质的重要指标，也是制定国家公共卫生及疾病预防控制政策不可或缺的信息基础。定期开展具有全国代表性的人群营养健康状况监测，收集国民食物消费和营养素摄入状况、身体指数等信息，是分析国民营养与健康状况的重要手段，对提高全民族健康素养、推进健康中国建设具有重要意义。

近年来，我国社会经济快速发展，国民营养健康水平有所改善，对营养健康的需求也越来越高。但与此同时，工业化、城镇化、人口老龄化进程加快，以及生态环境、生活方式、膳食结构等的不断变化，也对居民营养与健康状况造成一系列新的影响。为及时获取这一关键时期中我国居民膳食模式信息，全面掌握我国城乡居民营养健康水平和营养相关慢性疾病的现况及变化规律，2010 年原卫生部疾控局将过去 10 年开展一次的中国居民营养与健康状况调查变换为常规性的营养监测，于 2010—2013 年，由中国疾病预防控制中心营养与健康所在全国组织实施。

"2010—2013 年中国居民营养与健康状况监测"覆盖全国 31 个省（自治区、直辖市）约 25 万人群，涵盖居民膳食与营养、体格发育状况、主要营养相关慢性病患病情况等。结果显示，近十年来我国居民营养素需要量基本得到满足，膳食质量有所提高，人群营养状况得到进一步改善。但居民膳食结构仍然不尽合理，微量营养素缺乏和营养失衡并存的现象依然存在，超重肥胖问题凸显，高血压、糖尿病等营养相关慢性病患病率持续增加。

当前，国民营养及健康状况日益受到政府相关部门及公众关注，《"健康中国 2030"规划纲要》指出，推进健康中国建设，是全面建成小康社会、基本实现社会主义现代化的重要基础，是全面提升中华民族健康素质、实现人民健康与经济社会协调发展的国家战略，是积极参与全球健康治理、履行 2030 年可持续发展议程国际承诺的重大举措。为全力推进健康中国建设，我们要进一步加强国民营养工作，对不同地区、不同人群进行有针对性的营养干预，不断改善国民营养素养，为实现中华民族伟大复兴的中国梦和推动人类文明进步做出更大贡献。

原卫生部副部长
中华预防医学会会长
中国工程院院士
2018 年 8 月

前　言

　　肥胖作为 21 世纪世界范围内的一个重大公共卫生问题，不论是发达国家还是发展中国家，其患病率都在快速上升。肥胖不仅本身就是一种疾病，也是慢性非传染性疾病的独立危险因素。肥胖导致的疾病负担正在冲击着医疗卫生体系，且这种冲击正在波及扩散至经济、文化等各个层面。

　　1997 年世界卫生组织（World Health Organization，WHO）正式宣布肥胖成为全球流行病。曾经，肥胖一度被认为是高收入国家的问题。但如今大多数高收入国家的总体肥胖增长趋势已经逐渐平稳，而中低收入国家的肥胖患病率则在快速攀升，并趋向于追赶高收入国家水平。截至 2016 年，《柳叶刀》发文显示全世界有超过 6 亿的肥胖成人、超过 1 亿的肥胖儿童青少年。在我国，2002 年成人肥胖率为 7.1%，较 1992 年上升了 97.2%，而 2012 年则达到 11.9%，增长速度十分惊人。

　　20 世纪 90 年代末，我国开始关注超重肥胖问题，并自 21 世纪初启动肥胖防控工作。从中国人群体重指数（BMI）切点的研究到原卫生部疾控局发布《中国成人超重和肥胖症预防控制指南》，从 2007 年启动"全民健康生活方式行动"到 2017 年国务院发布《国民营养计划（2017—2030 年）》中明确提出"到 2030 年学生肥胖率上升趋势得到有效控制"的目标，可以看到全面防控肥胖的工作在全国范围内得到重视与推动。

　　为了全面展示我国人群肥胖现状及变化趋势，我们利用"2010—2012 年中国居民营养与健康状况监测"数据，从不同维度分析了我国人群超重和肥胖的流行特征，包括按照人群年龄、性别及城乡的 BMI 和腰围水平及百分位数分布，人群超重率、肥胖率和中心型肥胖率等，并与 2002 年进行了十年变化趋势比较。此外，针对肥胖流行趋势，从作者角度提出了未来防控措施及建议。

　　我们衷心希望本专著能为我国肥胖防控政策的制定提供数据支持，能为专家学者提供参考，能对行业产业发展有所启示，能为《国民营养计划（2017—2030 年）》和《"健康中国 2030"规划纲要》的实施助力。

　　为了进一步提高本书的质量，以供再版时修改，因而诚恳地希望各位读者、专家提出宝贵意见。

赵文华　王京钟

2019 年 5 月

5

监测现场工作组成员

（以姓氏笔画为序）

丁钢强　于文涛　于冬梅　马冠生　王　寻　王　杰　王　睿　王志宏　王丽娟
王京钟　王惠君　毛德倩　田　园　付　萍　朴建华　刘开泰　刘爱玲　许晓丽
孙　静　苏　畅　杜文雯　李　敏　李　婕　李卫东　李文仙　李丽祥　杨丽琛
杨艳华　杨振宇　杨晓光　何　丽　何宇纳　宋鹏坤　张　伋　张　宇　张　坚
张　兵　张　倩　张继国　陈　竞　庞学红　房红芸　孟丽萍　赵　彤　赵文华
赵丽云　胡小琪　胡贻椿　荫士安　段一凡　贾凤梅　贾珊珊　徐海泉　郭齐雅
黄　建　黄振武　赖建强　满青青　霍军生

目　录

第一章
绪 论

一、背景

营养调查或营养监测是全面了解人群膳食结构和营养健康状况的重要手段。世界上许多国家，尤其是发达国家均定期开展国民营养与健康状况调查（监测），及时颁布国民健康状况年度报告，并据此制定和调整相应的社会发展政策，有针对性地开展国民营养和健康状况改善计划，促进了社会经济的协调发展。

我国于 1959 年、1982 年和 1992 年分别开展了有全国代表性的居民营养调查，2002 年在历年调查的基础上，将营养、高血压和糖尿病等专项调查进行了有机整合，并结合社会经济发展状况相关指标，首次开展了营养与健康相结合的综合性调查。其调查结果对于了解我国城乡居民膳食结构、营养水平、相关慢性疾病的流行病学特点及变化规律，评价城乡居民营养与健康水平发挥了积极的作用，也为政府制定营养健康改善措施、疾病防治措施以及公共卫生政策等提供了重要参考依据。

近十年来，我国社会经济得到了快速发展。由于居民的营养和健康状况正处于快速变迁时期，每隔 10 年开展一次全国营养调查所提供的信息难以及时反映居民的营养与健康问题，更难以及时采取有效的措施遏制慢性疾病大幅上升的势头。通过有关专家多方面对营养与健康调查内容及方法的系统论证，一致认为应该缩短调查的时间间隔，以便更好地反映在膳食模式变迁与疾病谱改变的关键时期我国居民营养与健康的状况。2010 年，原卫生计生委疾控局决定将 10 年开展一次的中国居民营养与健康状况调查改为常规性的营养监测，2010—2013 年组织开展了第五次中国居民营养与健康监测工作，分阶段地完成了覆盖 31 个省（直辖市、自治区）205 个监测点具有全国代表性的全人群的营养与健康状况监测。2010—2012 年对全国 150 个监测点分大城市、中小城市、普通农村和贫困农村四层的 6 岁及以上居民开展了营养与健康监测；2013 年对全国 55 个监测点 0～5 岁儿童和乳母进行了专项监测；最后形成了约 25 万样本人群、具有全国代表性的膳食营养与健康数据库。

本报告是依据 2010—2013 年完成的 31 个省（直辖市、自治区）共 150 个 6 岁及以上居民监测点和 55 个 0～5 岁儿童与乳母监测点收集的全人群有关食物与营养素摄入、体质与营养状况、行为和生活方式及营养性疾病现况的监测数据分析的结果。

二、目的

通过对 31 个省（直辖市、自治区）中 150 个 6 岁及以上居民监测点和 55 个 0～5 岁儿童

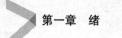

与乳母监测点开展覆盖全人群的营养与健康状况监测工作，了解我国居民超重肥胖的流行状况，为制定我国居民营养与健康相关政策提供基础信息。

1. 描述我国城乡及不同地区居民体质指数（BMI）状况。

2. 描述我国城乡及不同地区居民肥胖患病率和分布状况。

3. 描述我国城乡及不同地区居民中心型肥胖状况。

三、超重肥胖的定义与评价标准

（一）超重和肥胖定义

肥胖是人体脂肪在体内过度堆积和（或）异常分布达到危险的程度，造成人体器官和系统的功能损伤，最终导致其他慢性疾病的发生。肥胖的形成经历了一个由超重到肥胖的发展过程，而且是一个缓慢、渐进和长期的过程。超重和肥胖对人体健康危害的特点表现为渐进性的和持续性的损伤，因此不论是超重还是肥胖都会对机体健康造成不利影响。

（二）超重和肥胖评价标准

在大样本的人群流行病学调查中，一般采用体重指数（BMI）作为超重和肥胖的评价指标；使用腰围作为中心型肥胖的评价指标。2003 年中国肥胖问题工作组推荐的我国成人超重肥胖 BMI 判定标准与 WHO 标准相比，在判定水平上有所不同。为了便于与国际资料进行比较，本报告将同时采用两个标准对我国人群的超重和肥胖进行评价，并分别计算超重率和肥胖率。

1. 超重和肥胖　采用目前国际、国内通用的 BMI 判定标准，具体标准如下：

（1）0～5 岁儿童：采用 WHO 的生长发育标准，用于评价儿童营养不良、超重或肥胖。其中，6 岁以下儿童（0～5 岁）：对 0～4 岁者采用 WHO 2006 年生长发育标准，计算 Z 评分，2SD<WHZ≤3SD 为超重，WHZ>3SD 为肥胖（详见附录 1-1～1-4）。5 岁≤年龄<6 岁儿童采用 WHO 2007 年生长发育标准，1SD<BMIZ≤2SD 为超重，BMIZ>2SD 为肥胖（详见附录 1-5～1-6）。

（2）6 岁儿童：采用 WHO 2007 年推荐的分年龄性别 BMI 超重肥胖判定标准（详见附录 1-5～1-6）。

（3）7～17 岁儿童：分别采用《中国学龄儿童青少年超重和肥胖预防与控制指南》中分年龄、性别 BMI 超重肥胖判定标准（详见附录 1-7）和 WHO 2007 年推荐的分年龄性别 BMI 超重肥胖判定标准（详见附录 1-5～1-6）。

（4）18 岁及以上成人：分别采用中华人民共和国卫生行业标准《成人体重判定》（WS/T 428—2013）推荐的 BMI 标准，24kg/m²≤BMI<28kg/m² 为超重，BMI≥28kg/m² 为肥胖；以及 WHO 推荐的超重和肥胖标准，25kg/m²≤BMI<30kg/m² 为超重，BMI≥30kg/m² 为肥胖（详见附录 1-8）。

2. 中心型肥胖　18 岁及以上成人：分别采用中华人民共和国卫生行业标准《成人体重判定》（WS/T 428—2013）推荐的标准，男性腰围≥90cm、女性腰围≥85cm 为中心型肥胖；以及国际糖尿病联盟（International Diabetes Federation，IDF）提出的代谢综合征诊断标准中，亚洲人中心型肥胖标准为男性腰围≥90cm、女性腰围≥80cm（详见附录 1-8）。

四、调查方法与内容

（一）调查对象

2010—2012 年调查对象是从全国 31 个省（直辖市、自治区）（不含中国香港、中国澳门特别行政区及中国台湾省）的 150 个监测点（34 个大城市、41 个中小城市、45 个普通农村和 30 个贫困农村）中抽取的样本住户的常住人口，包括居住并生活在一起（时间在 6 个月以上）的家庭成员和非家庭成员（如亲戚、保姆等其他人），如果单身居住也作为一个住户调查。每个监测点共调查 6 岁及以上居民 1 000 人。为保证 6～17 岁儿童青少年的基本调查人数，每个点要求至少调查 6～17 岁儿童青少年 240 人。入户调查中人数不足的需要适当补充。

2013 年调查对象是从全国 30 个省（直辖市、自治区）（不含西藏自治区、中国香港、中国澳门特别行政区及中国台湾省）的 55 个监测点（12 个大城市、15 个中小城市、18 个普通农村和 10 个贫困农村）中抽取的样本住户的常住人口，包括居住并生活在一起（时间在 6 个月以上）的家庭成员和非家庭成员（如亲戚、保姆等其他人）。每个监测点共调查 0～5 岁儿童630 人。

（二）抽样设计

中国居民营养与健康状况监测采用分层多阶段与人口成比例的整群随机抽样的方法（probability proportionate to size sampling, PPS），通过样本估计总体。由国家统计局应用 2009 年人口普查数据，在我国城市和农村抽样框中，直接完成了样本县（市、区）和居（村）委会的抽样工作。再由县（区）级疾控中心项目工作组按照国家项目组制定的统一抽样原则完成样本户的抽样。抽取的样本具有全国代表性，并具有大城市、中小城市、普通农村和贫困农村四层代表性。并以等容和等比为基本条件，2010—2012 年每个监测点抽取 6 个居（村）委会的 450 户约 1 000 人作为监测点的最小样本量。2013 年每个监测点抽取 6 个居（村）委会的 630 名 0～5 岁儿童作为儿童专项调查的样本进行调查。

1. 县（区）级行政单位分层及抽样框建立方法 中国居民营养与健康状况监测实施的调查将全国所有县（区）级行政单位（包括县、县级市、区）分为四层：大城市、中小城市、普通农村、贫困农村。各层的定义如下：

（1）大城市：直辖市、计划单列市、城区人口 100 万以上的省会城市共计 32 个大城市的中心城区。本层含 146 个区。

（2）中小城市：上述大城市中心城区之外的所有的区、地级市城区和县级市。本层共1 079 个区或县级市。

（3）贫困农村：国家确定的扶贫开发重点县。本层在《2001—2010 年国家农村扶贫开发纲要》中确定的 592 个县中去掉县级市或区，共 559 个贫困农村。

（4）普通农村：贫困农村以外的县，共 1 074 个县。

各层抽样单位在各省的分布见附录 3-1。分层后，按国家标准地址码排队建立县（区）级行政单位抽样框。

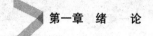

2. 样本量确定　最小样本量计算公式（式 1-1）为：

$$n=\mathrm{deff}\left(\frac{\mu_\alpha{}^2\times\pi(1-\pi)}{\delta^2}\right) \tag{式 1-1}$$

其中允许误差：$\delta=p\pi$

（1）6 岁及以上居民监测所需最小样本量：以糖尿病患病率为确定样本大小的计算标志，满足以下四个条件：

1）根据 2002 年全国居民健康与营养调查的结果：18 岁及以上人口糖尿病患病率为 2.6%，本次取 3.0% 作为总体人群糖尿病患病率。

2）相对误差控制在 15% 以内，取 δ=0.45%，以保证精确度。

3）取 95% 可信限，μ_α=1.96，以保证准确度。

4）分 4 个类型地区（4 个水平）、性别（2 个水平）两个分层分析因素，共 8 层。

5）设计效率 deff 值取 2.5。

每层需要样本量：

$$n=\mathrm{deff}\left(\frac{\mu_\alpha{}^2\times\pi(1-\pi)}{\delta^2}\right)=2.5\times\left[\frac{1.96^2\times0.03\times(1-0.03)}{0.0045^2}\right]=13\,801$$

18 岁及以上调查样本量为：13 801×8=110 408

根据 2008 年人口变动情况抽样调查数据推算（《2009 年中国人口和就业统计年鉴》）18 岁及以上人口占 78%；失访率按 10% 计，则本次调查最小样本量为：

110 408÷0.78÷0.90 =157 276，约 16 万。

（2）0～5 岁儿童监测的最小样本量：在 30 个省（直辖市、自治区）的 55 个监测点中，各抽取 0～5 岁儿童 630 名，其中 0～5 月龄、6～11 月龄、12～23 月龄、24～35 月龄、36～47 月龄、48～59 月龄和 60～71 月龄每个月龄组分别为 90 名，男女各半。全国合计监测 0～5 岁儿童 34 650 名。

（3）样本量分配：2010—2012 年全国 6 岁及以上居民的监测共确定 150 个监测点，按照 4 类地区人口比例分配，大城市 34 个，中小城市 41 个，普通农村 45 个，贫困农村 30 个。根据城市每户平均 2.5 人，农村平均 2.6 人，每个样本点拟调查户数平均为 450 户。估计调查样本量为 172 125 人，满足最小样本量的要求。

2013 年按照全国代表性原则设计 55 个监测点（市／区／县），儿童样本人群设计为 34 650 人以上。全国将城乡分为四层，分别是大城市、中小城市、非贫困县和贫困县。监测点分配为大城市 12 个、中小城市 15 个、非贫困县 18 个和贫困县 10 个。大城市、中小城市、非贫困县和贫困县儿童样本数分别为 7 560 名、9 450 名、11 340 名和 6 300 名。

（4）监测点抽样方法：2010 年调查在全国共抽取 150 个县（县级市、县级区）作为监测点。31 个省（直辖市、自治区）与全国各县（县级市、县级区）分层交叉后，共计 124 小层，除去空缺（如东部 9 省市没有贫困县，或省会城市不足 100 万人口，因而不设中心城区层），并考虑个别省区工作条件等问题，全国共划分 106 个小层。每个省在每一小层至少保持一个监测点，再按各省各层中的人口规模分布其余监测点（各层、各省监测点个数及名单详见附录 3-1）。

2013 年调查在全国抽取 55 个监测点。在每个监测点（市／区／县）抽取 3 个乡（镇），每个乡（镇）抽取 3 个居（村）委会，如果抽取的 3 个居（村）委会不能满足样本量要求，则酌情增加，各层、各省监测点个数计名单详见附录 3-2。

3. 居(村)委会抽选方法 2010—2012 年调查,每个监测点共抽取 6 个居(村)委会。大城市抽样点只抽取居委会,中小城市、普通农村抽样点 6 个居(村)委会在城镇与乡村中的分配要与每个监测点中城镇和乡村常住人口比例大致相同,贫困农村抽样点只抽取村委会。

(1)大城市、中小城市:以国家统计局"统计用区划代码和城乡划分代码库"中的村级单位信息为基础建立居(村)委会抽样框。每个监测点内,按居(村)委会的城乡属性代码分层,在每层内按地址码排队,用每个居(村)委会的常住人口累计数作为辅助指标,采用与人口成比例的方法,随机起点,等距抽取居(村)委会。

每个监测点共抽取 6 个居(村)委会。大城市抽样点只抽取居委会,中小城市城镇与乡村分别抽样,以保证抽样点 6 个居(村)委会在城镇与乡村中的分配与每个监测点城镇和乡村常住人口比例大致相同。

若抽中居(村)委会户数不足 100 户,则与邻近的下一个居(村)委会合并抽取监测户。

(2)普通农村:以国家统计局"统计用区划代码和城乡划分代码库"中的乡镇级单位信息为基础建立乡镇抽样框。每个监测点内,分别按乡、镇地址码排队,用每个乡镇常住人口累计数作为辅助指标,采用与人口成比例的方法,随机起点,分别等距抽取 2 个乡和 1 个镇。按照全县居委会和村委会的人口比例,计算 6 个居(村)委会中村委会和居委会的比例(6:0 或 5:1 或 4:2)。

1)如果样本点应抽取居委会数为 0 个,村委会数为 6 个,则在所确定的 3 个乡镇中各抽取 2 个村委会,采用与人口成比例的方法抽取。

2)如果样本点应抽取居委会数为 1 个,村委会数为 5 个,则在所确定镇中抽取 1 个居委会,1 个村委会,另外两个乡中各抽取 2 个村委会,采用与人口成比例的方法抽取。

3)如果样本点应抽取居委会数为 2 个,村委会数为 4 个,则在所确定镇中抽取 2 个居委会,另外两个乡中各抽取 2 个村委会,采用与人口成比例的方法抽取。

若抽中居(村)委会户数不足 100 户,则与邻近的下一个居(村)委会合并抽取监测户。

(3)贫困农村:以国家统计局"统计用区划代码和城乡划分代码库"中的乡镇级单位信息为基础建立乡镇抽样框。每个监测点内,按乡镇地址码排队,用每个乡镇常住人口累计数作为辅助指标,采用与人口成比例的方法,随机起点,等距抽取 3 个乡镇。每个乡镇中只抽取村委会,按村委会地址码排队,用每个村委会的常住人口累计数作为辅助指标,采用与人口成比例的方法,随机起点,等距抽取 2 个村委会。

(4)监测户抽选方法:每个抽中居(村)委会中随机抽取 75 户。根据本居(村)委会住户分布的实际情况,按地理位置(楼群 / 村民小组)分成每 25 户为一群,将剩余户与邻近楼群或村民小组中的住户组织一群,使所有住户都在抽样群中;按简单随机抽样原则,每居(村)委会随机抽取 3 个群组成调查样本。

在选定的 3 个群 75 户中,第 1 群的 25 户和第 2 群的前 5 户(共 30 户)作为 3 天 24 小时膳食回顾调查对象;第 2 群中剩余 20 户作为即食食品调查人群;第 3 群的 25 户作为食物频率法调查对象。

(三)调查内容及方法

与超重肥胖相关的调查内容包括询问调查、医学体检。现场监测工作实施前通过了中国疾病预防控制中心营养与健康所伦理委员会评审,并在抽取的被调查对象签署知情同意书后方进行监测工作。

1．询问调查　询问调查包括家庭询问调查和社区基本信息收集两方面内容。

（1）家庭询问调查问卷包括家庭基本情况登记表、个人健康情况问卷、身体活动调查问卷：家庭基本情况调查内容包括家庭成员基本情况、经济收入和调查对象一般情况（年龄、民族、婚姻状况、教育、职业等）；个人健康状况问卷内容包括主要慢性疾病的现患状况及家族史，吸烟、饮酒及健康状况等；身体活动调查问卷主要询问职业、闲暇和睡眠等活动情况；询问调查采用问卷调查的方法，由培训合格的调查员入户开展面对面询问调查。

（2）每个调查县/区完成一份社区基本信息调查表，收集内容包括本县/区所辖区内人口、经济、社会及医疗卫生保健等方面的基本信息，由调查员按照要求，通过查阅资料，走访当地统计、卫生等部门进行询问和记录。

2．医学体检　医学体检以统一设备、统一方法为原则，使用国家项目组指定的经过计量认证认可的测量仪（身高计、杠杆秤、腰围尺和汞柱式血压计），对抽样人群及补充的6～17岁儿童青少年测量身高、体重、腰围和血压。

身高：2岁以上人群使用身高计，0～2岁儿童使用身长板测量。测量以厘米（cm）为单位，精确度为0.1cm。测量一次。

体重：测量以千克（kg）为单位，精确度为0.1kg。测量一次。

腰围：测量以厘米（cm）为单位，精确到0.1cm。精确度为0.1cm，测量位置为腋中线肋弓下缘和髂嵴连线中点的水平位置。测量两次并分别记录结果。

五、样本代表性的评价

本次监测将实际调查样本的基本人口学指标与2009年全国人口统计数据进行比较，还将人口年龄构成与2009年人口数据进行比较，以了解本次监测样本的全国代表性。

（一）监测城乡数与实际城乡数

本次共抽取的150个监测点中，共有城市点75个，农村点75个；城乡比例为1:1；而实际我国共有中小城市和大城市1225个，贫困农村和普通农村县1633个，城乡比例为0.75:1（表1-1）。

表1-1　监测县（区）数与全国县（区）数对比

	全国县（区）			监测县（区）		
	合计	城市	农村	合计	城市	农村
个数/个	2858	1225	1633	150	75	75
构成比/%	100	42.9	57.1	100	50	50

（二）抽样样本与全国人口基本人口学指标比较

将本次调查抽样样本的基本人口学指标，包括性别比例、负担系数、家庭户规模和少数民族人口比例，与国家统计局公布的2009年人口数据比较，本次抽样样本男性人群比重和负担系数偏低，家庭户规模和少数民族人口比例偏高（表1-2）。

表 1-2 抽样样本基本人口学指标比较

指标	2009 年全国统计	本次抽样样本数据
性别比	103.27	92.29
负担系数	36.21	33.64
家庭户规模 / 人	3.15	3.36
少数民族人口比例 /%	8.41	12.16

（三）抽样样本与全国人口年龄构成的比较

将 2009 年国家统计局调查人口数据作为总体,把本次调查的抽样样本人口数据作为样本,比较样本年龄分布与总体人口年龄分布的一致程度。本次调查的抽样样本为 183 137 人,经过拟合优度检验表明,抽样样本的年龄结构与全国人口年龄结构有显著性差异(表 1-3)。

表 1-3 2010—2012 年中国营养与健康调查抽样人群年龄构成与全国 2009 年人口普查年龄结构比较 /%

年龄 / 岁	合计（构成比）		男（构成比）		女（构成比）	
	全国	样本	全国	样本	全国	样本
0～4	4.445	2.749	4.481	3.109	4.408	2.417
5～9	4.574	4.131	4.532	4.598	4.617	3.700
10～14	6.242	4.365	6.286	4.804	6.196	3.960
15～19	6.381	3.601	6.673	3.863	6.078	3.360
20～24	6.362	5.198	6.520	5.226	6.199	5.173
25～29	8.046	5.641	8.244	5.496	7.841	5.774
30～34	6.423	5.941	6.704	5.765	6.132	6.104
35～39	7.781	7.411	7.817	7.376	7.743	7.442
40～44	8.028	8.917	8.082	8.742	7.972	9.078
45～49	8.451	10.025	8.596	9.531	8.302	10.481
50～54	9.776	8.387	9.645	8.090	9.912	8.660
55～59	8.482	10.457	8.441	9.963	8.525	10.914
60～64	4.933	8.510	4.757	8.464	5.116	8.553
65～69	3.493	5.929	3.275	5.956	3.719	5.903
70～74	3.008	4.386	2.757	4.594	3.268	4.195
75～79	3.574	4.352	3.190	4.424	3.971	4.285
合计	100	100	100	100	100	100
	$\chi^2=8\,248.2, P<0.05$		$\chi^2=4\,205.7, P<0.05$		$\chi^2=4\,341.9, P<0.05$	

人口金字塔是将人口的性别、年龄分组数据,以年龄为纵轴,人口百分数为横轴,男女性别分于两侧绘制而成。人口金字塔可以形象、直观地表示出人群的年龄性别构成情况(图 1-1、图 1-2)。

从图 1-1 和图 1-2 可见本次调查的抽样人口与 2009 年国家统计局发布的户籍人口相比,青年人口比例偏低,中老年人口比例偏高,女性人口偏多。因此在计算分析时应采用事后分层方法调整人口年龄结构。经调整后抽样样本的年龄结构与全国人口年龄结构没有显著性差异。

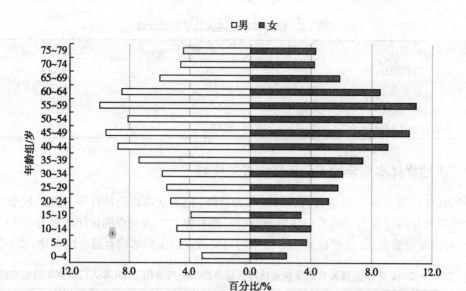

图 1-1 2010—2012 年中国营养与健康监测抽样户籍人口金字塔

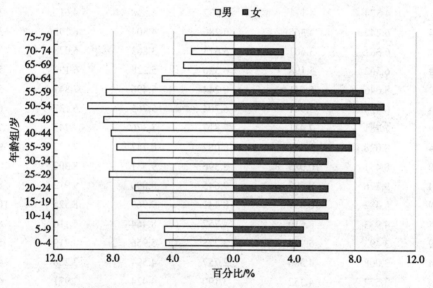

图 1-2 2009 年国家统计局户籍人口金字塔

六、数据处理和统计方法

(一) 数据处理

1. 数据录入 采用统一编制的中国居民营养与健康状况监测系统平台进行录入。

2. 上报数据 为 ACCESS 格式,统一转换为 SAS 格式进行清理。

3. 数据清理一般原则 ①检验变量间的逻辑关系;②分析变量的频数分布;③查找变

量的异常值和极值,将数据中的连续变量的 1%～5% 的数值作为极值加以查验;④确定变量的取值范围(考虑年龄、性别差异)。

4. 清理后异常值返回原抽样点进行核查,进行进一步修正,建立最终标准数据库。

(二)统计分析方法

1. 通过均数±标准差,以及百分位数描述数据的分布。

2. 使用 2009 年国家统计局公布的人口数据进行复杂抽样加权处理,计算均值±标准误,以及率和 95% 可信区间。

(1)基础抽样权重计算:由于本次监测采用了不等概率抽样,因此需要根据抽样设计对样本进行抽样加权。按照本次监测的抽样设计,样本个体各阶段抽样权重如下,这里用 i 表示某一样本个体:

第 1 阶段:每个省的大城市抽取 1～2 个中心城区作为监测点,中小城市抽取 1～3 个区/县级市作为监测点,普通农村和贫困农村抽取 1～3 个县作为监测点,W_{si1} 为样本监测点的抽样权重,其计算公式如下:

$$大城市\ W_{si1}=\frac{所在大城市中心城区数}{样本个体所在大城市样本区数}$$

$$中小城市\ W_{si1}=\frac{所在省非中心城区数和县级市数}{样本个体所在省样本区和县级市数}$$

$$普通农村\ W_{si1}=\frac{所在省非贫困县数}{样本个体所在省样本县数}$$

$$贫困农村\ W_{si1}=\frac{所在省贫困县数}{样本个体所在省样本县数}$$

第 2 阶段:每个县(区)采用 PPS 方法抽取 6 个居(村)委会,W_{si2} 为样本居(村)委会的抽样权重:

$$W_{si2}=\frac{样本个体所在区/市常住人口数}{6×样本个体所在居(村)委会人口数}$$

第 3 阶段:每个居委会随机抽取调查户(75 户),W_{si3} 为样本户的抽样权重:

$$W_{si3}=\frac{所在居(村)委会中总户数}{所在居(村)委会调查户数}$$

第 4 阶段:抽中调查户中的所有家庭成员 6 岁及以上成员为调查对象,因在本报告分析中只有 18 岁及以上人群考虑抽样权重,在家庭中所有 18 岁以上家庭成员均为调查对象,因此 $W_{si4}=1$。

$$个体\ i\ 的基础抽样权重\ W_{si}=W_{si1}×W_{si2}×W_{si3}×W_{si4}$$

(2)事后分层权重:为了调整由于抽样造成的某些重要指标在样本与总体分布上的偏差,需要进行事后分层调整。调整的方法是通过对每一样本个体赋予事后分层权重,使这些指标按照权重计算的样本分布与总体分布是一致的。因本次调查中 6～17 岁人群和 18 岁及以上人群的抽样方法不同,权重计算方法不同。

事后分层加权率与标化率的结果一致。

1)关于总体和样本的定义:总体为 2009 年全国 6 岁及以上人口,资料来源于 2009 年国家统计局;样本为经过抽样加权调整后的样本人口。

2）分层指标的选择：根据本次监测产出的需要，同时考虑分层过细可能导致的最小分层样本量不足的问题，需选择主要指标作为分层指标。由这些指标相互交叉得到的最细分层为最小分层，最小分层共计 192 层（表 1-4）。

表 1-4　分层指标及其层数

分层指标	层数	分层标准
性别	2	男性、女性
年龄	24	6～17 岁每一岁一组，共 12 层 18 岁及以上按照 5 岁一组进行划分，共 13 层，即 18～24，25～29，30～34，35～39，40～44，45～49，50～54，55～59，60～64，65～69，70～74，75+
地区	4	大城市、中小城市、普通农村、贫困农村

事后分层权重的计算方法：

18 岁及以上人群：$W_{pk} = \dfrac{\text{总体在第 k 层的人口数}}{\text{样本在第 k 层的权重之和}}$

6～17 岁人群：$W_{pk} = \dfrac{\text{总体在第 k 层的人口数}}{\text{样本在第 k 层的人数之和}}$

上式中的权重为抽样权重和无应答权重的乘积。

如果将第 k 层的样本权重按照上式求和，其结果为第 k 层的总体人口数，这表明通过上述加权方法，将指标在样本和总体上的分布调整为一致的。

（3）最终权重：18 岁及以上个体 i（其所在事后分层为 k）最终权重为以上抽样权重和事后分层权重的乘积：

$$W_{final} = W_{si} \times W_{pk}$$

6～17 岁个体来自抽样人群和补充人群，在分析计算分年龄组、性别结果时只考虑调整事后分层权重。

$$W_{final} = W_{pk}$$

3. 采用 SAS 9.4 进行统计分析　加权估计不同地区、不同年龄人群某疾病的患病率和 95% 可信区间采用 SURVEYFREQ 过程实现；均值及标准误的估计使用 SURVEYMEANS 过程实现。

七、质量控制的组织与实施

（一）质量控制组织和技术措施

1. 加强质量控制工作的组织领导　为了加强监测的组织领导和保证调查质量，在卫健委和中国疾病预防控制中心的领导下，营养与健康所成立了技术执行组和专家组，全面负责组织、协调、落实项目有关工作，从组织上保证调查方案的实施。

2. 组成专门质量控制队伍　由中国疾病预防控制中心营养与健康所组成国家质量控制工作队，负责确定调查的质量控制方法，统一调查方法和调查表格，组织各省（市）调查工作队培训、现场调查技术指导及调查全过程的质量控制。各省(市)成立本省质量控制工作组,按抽样、询问调查、医学体检、实验室检测、膳食调查、数据管理项目设立省级质控员,按项目质量控制工作规范及方法,负责并配合国家质量控制工作队完成本省调查全过程的质量控制。调查点设立专人负责质量控制工作,并在省(市)质量控制工作组的领导下做好调查点的质量控制工作。

3. 统一方法 在抽样、询问调查、医学体检、实验室检测、膳食调查、数据清理等各环节、各阶段确定质量控制方法。为了保证项目的顺利进行和调查的质量,技术执行组和专家组对调查方案进行反复论证,于 2010 年 3 月确定了 2010—2013 年中国居民营养与健康状况监测的总体方案。为保证调查质量,为每个监测点统一提供符合计量标准的体重秤、身高计及腰围尺。

4. 调查人员的培训 项目组制定了统一的培训计划和培训手册,2010 年、2011 年和 2012 年分别在全国举办了 4 期、3 期和 3 期国家级培训班,每省级 3 人参加,其中 1 人为实验室人员;每个调查点至少 6 人参加,其中 2 人为实验室人员。三年共培训来自全国 31 个省(直辖市、自治区)150 个监测点的 1 500 余名省级和县(区)级技术骨干人员。国家级培训班直接培训到省级和各调查点的技术负责人和骨干,通过培训,要求每个调查员必须明确调查意义、了解设计原则、熟悉调查表内容、掌握调查询问方法与实际操作技能,调查人员熟悉掌握调查技术,一致性达到 95% 以上。

(二)质量控制的内容和结果评价

对现场调查、实验室检测、数据录入及分析等各个过程的质量检查记录表及其他质量控制结果进行分析,结果评价如下:

1. 询问调查质量控制 2010—2013 年四次现场调查中,询问调查的质量控制分为省级和国家级两部分,四年内省级质控队共对 72 638 份问卷质量进行检查,漏项问卷占 9.6%、逻辑错误占 6.0%、填写不清占 4.1%。四年内国家级质控组共对 1 575 份问卷质量进行检查,漏项问卷占 6.9%、逻辑错误占 7.1%、填写不清占 5.0%(表 1-5)。

表 1-5 2010—2013 年调查表填写质量控制检查结果

调查年	质量控制队	监测点数/个	调查表份数/份	漏项/%	逻辑错误/%	填写不清/%
合计	省级	186	72 638	9.6	6.0	4.1
	国家级	106	1 575	6.9	7.1	5.0
2010 年	省级	33	14 739	9.4	6.5	4.8
	国家级	27	356	5.9	5.6	3.9
2011 年	省级	54	36 188	7.7	3.6	3.3
	国家级	29	449	5.6	8.5	4.5
2012 年	省级	44	11 609	16.5	10.0	5.5
	国家级	27	430	8.8	7.1	5.8
2013 年	省级	55	10 102	9.1	9.2	4.5
	国家级	23	340	7.1	6.8	5.9

2. 医学体检项目的质量控制　2010—2013 年四次现场调查中,省级质控队均到调查现场对调查员的部分测量结果进行复核,复核结果见表 1-6。身高测量以厘米(cm)为单位,使用国家项目组指定的经过计量认证认可的身高测量仪,精确度为 0.1cm,测量一次。体重测量以千克(kg)为单位,使用国家项目组指定的经过计量认证认可的体重秤,精确度为 0.1kg,测量一次。腰围测量以厘米(cm)为单位,精确度为 0.1cm,使用国家项目组指定的经过计量认证认可的软尺,测量位置为腋中线肋弓下缘和髂嵴连线中点的水平位置,测量两次并分别记录结果,并计算平均值。

四年合计结果显示,省级质控员现场复测身高共计 5 381 人,与原测量结果比较,有 4 881 人(90.7%)误差不超过 ±1cm;复测体重 6 044 人,结果有 4 896 人(81.0%)误差不超过 ±0.2kg;复测腰围 5 239 人,结果有 4 883 人(93.2%)误差不超过 ±2cm。无论省级或国家级,三项指标分年度的复核合格率均高于 70%,最高达到 100%(表 1-6)。

表 1-6　2010—2013 年身高、体重及腰围质量控制符合情况

调查年	质量控制队	身高		体重		腰围	
		符合人数 / 人	符合率 /%	符合人数 / 人	符合率 /%	符合人数 / 人	符合率 /%
合计	省级	4 881	90.7	4 896	81.0	4 883	93.2
	国家级	936	94.4	917	81.6	609	95.5
2010 年	省级	1 896	90.3	1 896	73.6	1 896	92.3
	国家级	366	94.0	255	87.0	150	96.4
2011 年	省级	1 492	95.9	1 492	82.2	1 489	95.3
	国家级	252	98.9	282	72.0	172	97.1
2012 年	省级	1 378	83.7	1 378	89.8	1 378	100.0
	国家级	263	96.0	280	77.8	207	88.2
2013 年	省级	115	91.1	130	98.9	120	89.0
	国家级	55	97.1	100	100.0	80	80.7

第二章

中国成人超重和肥胖状况

本调查 18 岁及以上成人（不包括孕妇）参加体检总人数为 120 688 名，本报告纳入身高和体重、腰围均为有效数据的 18 岁及以上居民样本 119 694 名。

一、调查对象基本特征

（一）调查对象按性别、年龄和城乡分布

2010—2012 年中国居民营养与健康状况监测 18 岁及以上有效调查对象 119 694 人，其中男性 52 262 人（43.7%），女性 67 432 人（56.3%），女性比例高于男性。50～59 岁组人数最多，为 29 655 人（24.8%），18～29 岁组人数最少，为 9 571 人（8.0%）。城市地区调查对象为 59 911 人（50.1%），农村地区为 59 783 人（49.9%），比例相近（表 2-1、表 2-2）。

表 2-1 调查对象人口统计学特征按性别、年龄和城乡分布

年龄/岁	全国/人			城市合计/人			农村合计/人		
	合计	男性	女性	小计	男性	女性	小计	男性	女性
合计	119 694	52 262	67 432	59 911	25 371	34 540	59 783	26 891	32 892
18～29	9 571	3 989	5 582	4 433	1 823	2 610	5 138	2 166	2 972
30～39	16 098	6 628	9 470	7 889	3 131	4 758	8 209	3 497	4 712
40～49	27 779	11 521	16 258	12 265	4 905	7 360	15 514	6 616	8 898
50～59	29 655	12 758	16 897	15 536	6 374	9 162	14 119	6 384	7 735
60～69	23 331	10 830	12 501	12 185	5 457	6 728	11 146	5 373	5 773
≥70	13 260	6 536	6 724	7 603	3 681	3 922	5 657	2 855	2 802

表 2-2 调查对象人口统计学特征按性别、年龄和城乡分布

年龄/岁	全国/人			城市合计/人			农村合计/人		
	合计	男性	女性	小计	男性	女性	小计	男性	女性
合计	119 694	52 262	67 432	59 911	25 371	34 540	59 783	26 891	32 892
18～44	38 318	15 893	22 425	17 795	7 164	10 631	20 523	8 729	11 794
45～59	44 785	19 003	25 782	22 328	9 069	13 259	22 457	9 934	12 523
≥60	36 591	17 366	19 225	19 788	9 138	10 650	16 803	8 228	8 575

（二）调查对象按性别、年龄和四类地区分布

2010—2012 年中国居民营养与健康状况监测大城市、中小城市、普通农村和贫困农村的 18 岁及以上调查对象分别为 26 773 人（22.4%）、33 138 人（27.7%）、37 131 人（31.0%）和 22 652 人（18.9%），各类地区中女性比例均高于男性。按年龄分组可见，50～59 岁组人数最多，18～29 岁组人数最少（表 2-3、表 2-4）。

表 2-3　调查对象人口统计学特征按性别、年龄和四类地区分布

年龄 / 岁	大城市 / 人			中小城市 / 人			普通农村 / 人			贫困农村 / 人		
	小计	男性	女性	小计	男性	女性	小计	男性	女性	小计	男性	女性
合计	26 773	11 047	15 726	33 138	14 324	18 814	37 131	16 649	20 482	22 652	10 242	12 410
18～29	2 130	846	1 284	2 303	977	1 326	2 823	1 180	1 643	2 315	986	1 329
30～39	3 382	1 353	2 029	4 507	1 778	2 729	4 604	1 916	2 688	3 605	1 581	2 024
40～49	4 628	1 810	2 818	7 637	3 095	4 542	9 592	4 063	5 529	5 922	2 553	3 369
50～59	7 186	2 853	4 333	8 350	3 521	4 829	9 207	4 149	5 058	4 912	2 235	2 677
60～69	5 639	2 452	3 187	6 546	3 005	3 541	7 238	3 469	3 769	3 908	1 904	2 004
≥70	3 808	1 733	2 075	3 795	1 948	1 847	3 667	1 872	1 795	1 990	983	1 007

表 2-4　调查对象人口统计学特征按性别、年龄和四类地区分布

年龄 / 岁	大城市 / 人			中小城市 / 人			普通农村 / 人			贫困农村 / 人		
	小计	男性	女性	小计	男性	女性	小计	男性	女性	小计	男性	女性
合计	26 773	11 047	15 726	33 138	14 324	18 814	37 131	16 649	20 482	22 652	10 242	12 410
18～44	7 569	3 003	4 566	10 226	4 161	6 065	11 771	4 949	6 822	8 752	3 780	4 972
45～59	9 757	3 859	5 898	12 571	5 210	7 361	14 455	6 359	8 096	8 002	3 575	4 427
≥60	9 447	4 185	5 262	10 341	4 953	5 388	10 905	5 341	5 564	5 898	2 887	3 011

二、中国成人 BMI 分布特征及水平

（一）中国成人 BMI 百分位数按性别和年龄分布

1. 中国成人 BMI 百分位数按性别和年龄分布　2010—2012 年，中国成年男性 BMI 值的中位数为 23.5kg/m²，18～44 岁、45～59 岁和 60 岁及以上男性的 BMI 值的中位数分别为 23.4kg/m²、23.8kg/m² 和 23.3kg/m²。中国成年女性 BMI 值的中位数为 23.6kg/m²，18～44 岁、45～59 岁和 60 岁及以上男性的 BMI 值的中位数分别为 22.8kg/m²、24.2kg/m² 和 24.0kg/m²。成年男性和女性 BMI 均随年龄增长先上升后下降，其中，40～49 岁组男性 BMI 值的中位数最高，为 23.9kg/m²；50～59 岁和 60～69 岁组女性 BMI 值的中位数最高，为 24.2kg/m²（表 2-5、表 2-6、图 2-1）。

表 2-5　中国成人 BMI 百分位数按性别和年龄分布（BMI 单位：kg/m²）

性别	年龄/岁	Mean	SD	P_5	P_{10}	P_{15}	P_{25}	P_{50}	P_{75}	P_{85}	P_{90}	P_{95}
男性	合计	23.8	3.5	18.6	19.5	20.2	21.3	23.5	25.9	27.3	28.3	29.7
	18～29	22.9	4.0	17.6	18.4	19.0	20.1	22.3	25.1	27.0	28.4	30.5
	30～39	24.0	3.6	18.8	19.7	20.3	21.4	23.6	26.3	27.8	28.8	30.2
	40～49	24.2	3.4	19.1	20.0	20.7	21.7	23.9	26.3	27.6	28.6	30.0
	50～59	23.9	3.2	19.1	19.9	20.6	21.7	23.7	26.0	27.3	28.2	29.5
	60～69	23.7	3.4	18.6	19.6	20.2	21.3	23.5	25.9	27.1	28.0	29.4
	≥70	23.1	3.4	17.8	18.7	19.5	20.6	23.1	25.4	26.7	27.6	28.9
女性	合计	23.9	3.7	18.6	19.6	20.2	21.4	23.6	26.2	27.6	28.7	30.4
	18～29	22.7	3.7	17.7	18.5	19.1	20.0	22.1	24.8	26.3	27.5	29.3
	30～39	23.3	3.4	18.6	19.4	20.0	20.9	22.8	25.2	26.7	27.9	29.6
	40～49	24.2	3.5	19.3	20.1	20.8	21.8	23.9	26.3	27.7	28.7	30.3
	50～59	24.5	3.5	19.1	20.2	20.9	22.0	24.2	26.6	28.0	29.0	30.7
	60～69	24.4	3.8	18.7	19.8	20.6	21.8	24.2	26.8	28.2	29.2	30.9
	≥70	23.7	3.8	17.8	19.0	19.8	21.1	23.5	26.1	27.5	28.6	30.3

表 2-6　中国成人 BMI 百分位数按性别和年龄分布（BMI 单位：kg/m²）

性别	年龄/岁	Mean	SD	P_5	P_{10}	P_{15}	P_{25}	P_{50}	P_{75}	P_{85}	P_{90}	P_{95}
男性	合计	23.8	3.5	18.6	19.5	20.2	21.3	23.5	25.9	27.3	28.3	29.7
	18～44	23.8	3.7	18.5	19.4	20.0	21.1	23.4	26.1	27.6	28.7	30.3
	45～59	24.0	3.3	19.1	20.0	20.7	21.7	23.8	26.1	27.4	28.3	29.7
	≥60	23.5	3.4	18.2	19.2	20.0	21.0	23.3	25.7	26.9	27.8	29.3
女性	合计	23.9	3.7	18.6	19.6	20.2	21.4	23.6	26.2	27.6	28.7	30.4
	18～44	23.3	3.6	18.3	19.2	19.8	20.8	22.8	25.4	26.9	28.0	29.7
	45～59	24.5	3.5	19.2	20.2	20.9	22.0	24.2	26.6	28.0	29.0	30.6
	≥60	24.2	3.8	18.4	19.5	20.3	21.5	24.0	26.6	28.0	29.0	30.7

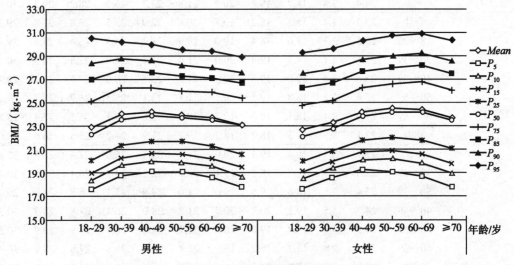

图 2-1　中国成人 BMI 百分位数按性别和年龄分布

2. 中国成人 BMI 百分位数按性别、年龄、城乡分布　2010—2012 年，中国城市和农村地区成年男性 BMI 值的中位数为 24.2kg/m² 和 22.9kg/m²。城市地区 40～49 岁和 50～59 岁组男性 BMI 值的中位数最高，为 24.4kg/m²，18～44 岁、45～59 岁和 60 岁及以上城市男性的 BMI 值的中位数分别为 24.0kg/m²、24.4kg/m² 和 24.1kg/m²。农村地区 40～49 岁组男性 BMI 值的中位数最高，为 23.5kg/m²，18～44 岁、45～59 岁和 60 岁及以上农村男性的 BMI 值的中位数分别为 22.9kg/m²、23.2kg/m² 和 22.4kg/m²。

中国城市和农村地区成年女性 BMI 值的中位数为 23.8kg/m² 和 23.4kg/m²。城市地区 60～69 岁组女性 BMI 值的中位数最高，为 24.7kg/m²，18～44 岁、45～59 岁和 60 岁及以上城市女性的 BMI 值的中位数分别为 22.7kg/m²、24.4kg/m² 和 24.5kg/m²。农村地区 40～49 岁和 50～59 岁组女性 BMI 值的中位数最高，为 24.0kg/m²，18～44 岁、45～59 岁和 60 岁及以上农村女性的 BMI 值的中位数分别为 23.0kg/m²、24.1kg/m² 和 23.2kg/m²（表 2-7、表 2-8、图 2-2）。

表 2-7　中国成人 BMI 百分位数按性别、年龄和城乡分布（BMI 单位：kg/m²）

城乡	性别	年龄/岁	Mean	SD	P_5	P_{10}	P_{15}	P_{25}	P_{50}	P_{75}	P_{85}	P_{90}	P_{95}
城市	男性	合计	24.3	3.4	19.0	20.1	20.9	22.0	24.2	26.5	27.7	28.7	30.0
		18～29	23.5	4.2	17.7	18.6	19.2	20.3	22.9	25.9	27.8	29.3	31.1
		30～39	24.4	3.5	19.1	20.1	20.8	22.0	24.2	26.7	28.1	29.1	30.5
		40～49	24.6	3.4	19.5	20.6	21.3	22.3	24.4	26.7	28.1	29.0	30.3
		50～59	24.5	3.1	19.6	20.7	21.3	22.3	24.4	26.6	27.7	28.5	29.8
		60～69	24.4	3.2	19.2	20.3	21.1	22.2	24.3	26.4	27.5	28.5	29.8
		≥70	23.9	3.3	18.4	19.6	20.4	21.5	23.9	26.0	27.2	28.2	29.4
	女性	合计	24.1	3.6	18.8	19.8	20.5	21.6	23.8	26.4	27.8	28.8	30.5
		18～29	22.5	3.7	17.7	18.4	19.0	19.9	22.0	24.6	26.2	27.4	29.3
		30～39	23.2	3.4	18.6	19.3	19.9	20.8	22.7	25.1	26.7	27.8	29.4
		40～49	24.2	3.4	19.4	20.2	20.8	21.8	23.8	26.2	27.6	28.6	30.2
		50～59	24.7	3.3	19.5	20.5	21.2	22.3	24.4	26.8	28.1	29.2	30.8
		60～69	24.9	3.6	19.3	20.5	21.2	22.4	24.7	27.2	28.5	29.5	31.1
		≥70	24.4	3.8	18.7	19.8	20.7	21.8	24.2	26.7	28.2	29.2	30.9
农村	男性	合计	23.2	3.4	18.3	19.2	19.8	20.8	22.9	25.3	26.8	27.8	29.3
		18～29	22.5	3.7	17.6	18.4	19.0	19.9	21.7	24.3	26.4	27.7	29.4
		30～39	23.6	3.7	18.7	19.4	20.0	21.0	23.1	25.7	27.3	28.5	30.1
		40～49	23.8	3.4	19.0	19.8	20.3	21.3	23.5	26.0	27.3	28.3	29.7
		50～59	23.4	3.2	18.8	19.5	20.1	21.1	23.1	25.3	26.7	27.7	29.1
		60～69	23.0	3.4	18.1	19.0	19.7	20.6	22.6	25.1	26.5	27.4	28.8
		≥70	22.1	3.3	17.3	18.2	18.7	19.7	21.9	24.2	25.5	26.6	28.0
	女性	合计	23.7	3.7	18.4	19.3	20.0	21.1	23.4	26.0	27.4	28.5	30.2
		18～29	22.8	3.8	17.7	18.5	19.1	20.1	22.2	24.9	26.4	27.5	29.4
		30～39	23.4	3.5	18.6	19.5	20.0	21.0	22.9	25.3	26.8	28.0	29.7
		40～49	24.3	3.5	19.1	20.1	20.7	21.8	24.0	26.4	27.8	28.9	30.3
		50～59	24.2	3.6	18.8	19.8	20.5	21.7	24.0	26.5	27.9	28.9	30.5
		60～69	23.9	3.8	18.2	19.2	19.9	21.1	23.6	26.3	27.8	28.9	30.7
		≥70	22.7	3.7	17.2	18.3	19.0	20.1	22.4	24.9	26.5	27.4	29.2

表2-8 中国成人BMI百分位数按性别、年龄和城乡分布（BMI单位：kg/m²）

城乡	性别	年龄/岁	Mean	SD	P_5	P_{10}	P_{15}	P_{25}	P_{50}	P_{75}	P_{85}	P_{90}	P_{95}
城市	男性	合计	24.3	3.4	19.0	20.1	20.9	22.0	24.2	26.5	27.7	28.7	30.0
		18～44	24.2	3.7	18.6	19.7	20.4	21.6	24.0	26.5	28.0	29.1	30.7
		45～59	24.6	3.2	19.6	20.7	21.4	22.4	24.4	26.6	27.8	28.7	29.9
		≥60	24.2	3.3	18.9	20.1	20.8	21.9	24.1	26.2	27.4	28.4	29.6
	女性	合计	24.1	3.6	18.8	19.8	20.5	21.6	23.8	26.4	27.8	28.8	30.5
		18～44	23.2	3.5	18.3	19.1	19.7	20.7	22.7	25.2	26.7	27.9	29.6
		45～59	24.6	3.4	19.5	20.5	21.2	22.2	24.4	26.7	28.0	29.1	30.7
		≥60	24.7	3.7	19.1	20.2	21.0	22.2	24.5	27.0	28.4	29.4	31.0
农村	男性	合计	23.2	3.4	18.3	19.2	19.8	20.8	22.9	25.3	26.8	27.8	29.3
		18～44	23.4	3.7	18.4	19.2	19.8	20.8	22.9	25.6	27.2	28.3	29.9
		45～59	23.5	3.2	18.8	19.6	20.2	21.2	23.2	25.5	26.9	27.8	29.3
		≥60	22.7	3.4	17.8	18.7	19.3	20.3	22.4	24.8	26.2	27.1	28.5
	女性	合计	23.7	3.7	18.4	19.3	20.0	21.1	23.4	26.0	27.4	28.5	30.2
		18～44	23.4	3.6	18.4	19.2	19.8	20.8	23.0	25.5	27.0	28.1	29.8
		45～59	24.3	3.6	18.9	19.9	20.6	21.8	24.1	26.5	27.9	28.9	30.5
		≥60	23.5	3.8	17.8	18.9	19.6	20.8	23.2	25.9	27.4	28.4	30.4

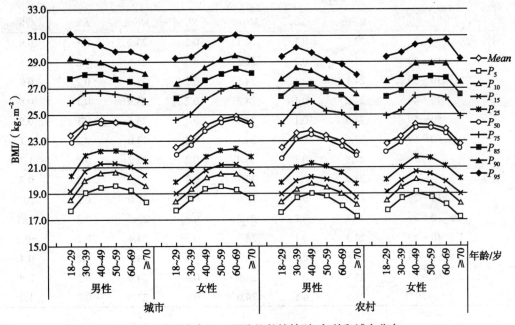

图2-2 中国成人BMI百分位数按性别、年龄和城乡分布

（二）中国成人BMI水平按性别、年龄、城乡分布

1. 中国成人BMI水平按性别、年龄、城乡分布 2010—2012年，中国成年男性和女性的BMI均值均为23.6kg/m²，其中城市成年男性平均BMI高于城市成年女性，分别为

24.1kg/m² 和 23.7kg/m²；农村成年男性平均 BMI 略低于农村成年女性，分别为 23.2kg/m² 和 23.5kg/m²。18～29 岁、30～39 岁和 40～49 岁组城市男性平均 BMI 均高于同年龄组城市女性，但 50～59 岁、60～69 岁和 70 岁及以上城市男性平均 BMI 低于同年龄组城市女性。18～29 岁和 30～39 岁组农村男性平均 BMI 均高于同年龄组农村女性，但 40～49 岁、50～59 岁、60～69 岁和 70 岁及以上农村男性平均 BMI 低于同年龄组农村女性。

　　不论城乡，成年男性和女性平均 BMI 均随年龄增长先上升后下降。30～39 岁和 40～49 岁组城市男性的平均 BMI 最高，为 24.5kg/m²；40～49 岁组农村男性的平均 BMI 最高，为 23.9kg/m²。60～69 岁组城市女性的平均 BMI 最高，为 24.9kg/m²，40～49 岁和 50～59 岁组农村女性的平均 BMI 最高，为 24.4kg/m²。

　　男性和女性平均 BMI 在城市和农村分布情况不尽相同。各年龄组城市成年男性的平均 BMI 均高于同年龄组农村成年男性，随年龄增长差值变大，其中 60～69 岁和 70 岁及以上成年男性的城乡差值最大，分别为 1.1kg/m² 和 1.2kg/m²。而 18～29 岁组城市和农村成年女性平均 BMI 相同，30～39 岁和 40～49 岁组城市女性平均 BMI 略低于同年龄组农村女性，50～59 岁、60～69 岁和 70 岁及以上城市女性平均 BMI 均高于同年龄组农村女性，随年龄增长差值变大，50～59 岁、60～69 岁和 70 岁及以上成年女性 BMI 城乡差值分别为 0.4kg/m²、0.9kg/m² 和 1.2kg/m²（表 2-9、表 2-10、图 2-3）。

表 2-9　中国成人 BMI 水平按性别、年龄和城乡分布（BMI 单位：kg/m²）

性别	年龄/岁	合计		城市		农村		城乡差值
		Mean	SE	Mean	SE	Mean	SE	
男性	合计	23.6	0.1	24.1	0.2	23.2	0.1	0.9
	18～29	22.8	0.2	23.1	0.3	22.5	0.2	0.6
	30～39	24.1	0.1	24.5	0.2	23.7	0.2	0.8
	40～49	24.2	0.1	24.5	0.2	23.9	0.1	0.6
	50～59	24.0	0.1	24.4	0.2	23.5	0.1	0.9
	60～69	23.6	0.1	24.1	0.2	23.0	0.2	1.1
	≥70	22.8	0.1	23.4	0.2	22.2	0.2	1.2
女性	合计	23.6	0.1	23.7	0.2	23.5	0.2	0.2
	18～29	22.0	0.1	22.0	0.2	22.0	0.2	0
	30～39	23.3	0.2	23.2	0.3	23.3	0.2	−0.1
	40～49	24.3	0.1	24.3	0.2	24.4	0.2	−0.1
	50～59	24.6	0.1	24.8	0.2	24.4	0.2	0.4
	60～69	24.5	0.1	24.9	0.2	24.0	0.2	0.9
	≥70	23.5	0.1	24.0	0.2	22.8	0.2	1.2

表 2-10　中国成人 BMI 水平按性别、年龄和城乡分布（BMI 单位：kg/m²）

性别	年龄/岁	合计		城市		农村	
		Mean	SE	Mean	SE	Mean	SE
男性	合计	23.6	0.1	24.1	0.2	23.2	0.1
	18～44	23.5	0.2	23.9	0.2	23.2	0.2

续表

性别	年龄/岁	合计		城市		农村	
		Mean	SE	Mean	SE	Mean	SE
男性	45～59	24.1	0.1	24.5	0.2	23.6	0.1
	≥60	23.3	0.1	23.8	0.2	22.7	0.2
女性	合计	23.6	0.1	23.7	0.2	23.5	0.2
	18～44	23.0	0.1	22.9	0.2	23.1	0.1
	45～59	24.6	0.1	24.7	0.2	24.5	0.2
	≥60	24.0	0.1	24.5	0.2	23.5	0.2

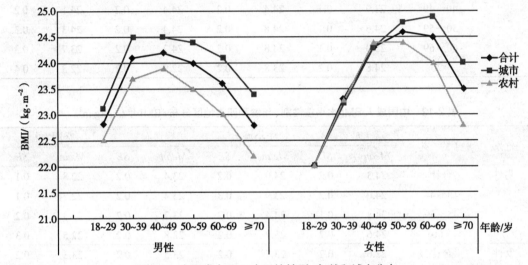

图2-3　中国成人BMI水平按性别、年龄和城乡分布

2. 中国成人BMI水平按性别、年龄、地区分布　2010—2012年,中国大城市、中小城市、普通农村和贫困农村成年男性平均BMI分别为24.3kg/m²、24.0kg/m²、23.4kg/m²和22.8kg/m²。18～44岁、45～59岁和60岁及以上组成年男性BMI均表现为大城市高于中小城市,中小城市高于普通农村,普通农村高于贫困农村。

大城市、中小城市、普通农村和贫困农村成年女性BMI分别为23.6kg/m²、23.7kg/m²、23.5kg/m²和23.3kg/m²。各年龄组成年女性BMI四类地区间比较未发现一致性变化,18～29岁、30～39岁和40～49岁组成年女性BMI表现为大城市低于中小城市,中小城市略低于普通农村,普通农村高于贫困农村,而60～69岁和70岁及以上成年女性BMI则表现为大城市高于中小城市,中小城市高于普通农村,普通农村高于贫困农村(表2-11、表2-12、图2-4)。

表2-11　中国成人BMI水平按性别、年龄和四类地区分布(BMI单位: kg/m²)

性别	年龄/岁	大城市		中小城市		普通农村		贫困农村	
		Mean	SE	Mean	SE	Mean	SE	Mean	SE
男性	合计	24.3	0.2	24.0	0.2	23.4	0.2	22.8	0.1
	18～29	23.4	0.3	23.1	0.4	22.7	0.2	22.0	0.2
	30～39	24.4	0.1	24.5	0.2	23.9	0.2	23.2	0.2

续表

性别	年龄/岁	大城市		中小城市		普通农村		贫困农村	
		Mean	*SE*	*Mean*	*SE*	*Mean*	*SE*	*Mean*	*SE*
男性	40~49	24.6	0.2	24.5	0.2	24.1	0.2	23.5	0.2
	50~59	24.8	0.1	24.3	0.2	23.6	0.2	23.2	0.2
	60~69	24.7	0.2	24.0	0.2	23.2	0.2	22.8	0.3
	≥70	24.5	0.2	23.2	0.2	22.2	0.2	22.0	0.3
女性	合计	23.6	0.2	23.7	0.2	23.5	0.2	23.3	0.2
	18~29	21.4	0.2	22.1	0.2	22.3	0.2	22.4	0.2
	30~39	22.8	0.2	23.3	0.3	23.5	0.2	23.1	0.2
	40~49	23.9	0.1	24.4	0.2	24.4	0.2	24.1	0.2
	50~59	24.6	0.1	24.8	0.2	24.4	0.2	24.3	0.3
	60~69	25.0	0.1	24.8	0.2	24.2	0.2	23.7	0.3
	≥70	24.8	0.2	23.8	0.2	22.9	0.2	22.3	0.4

表 2-12 中国成人 BMI 水平按性别、年龄和四类地区分布（BMI 单位：kg/m²）

性别	年龄/岁	大城市		中小城市		普通农村		贫困农村	
		Mean	*SE*	*Mean*	*SE*	*Mean*	*SE*	*Mean*	*SE*
男性	合计	24.3	0.2	24.0	0.2	23.4	0.2	22.8	0.1
	18~44	24.0	0.2	23.9	0.3	23.4	0.2	22.7	0.1
	45~59	24.8	0.1	24.4	0.2	23.7	0.2	23.3	0.2
	≥60	24.6	0.2	23.7	0.2	22.8	0.2	22.5	0.3
女性	合计	23.6	0.2	23.7	0.2	23.5	0.2	23.3	0.2
	18~44	22.3	0.2	23.0	0.2	23.1	0.2	22.9	0.1
	45~59	24.5	0.1	24.7	0.2	24.5	0.2	24.4	0.3
	≥60	24.9	0.1	24.4	0.2	23.6	0.2	23.1	0.3

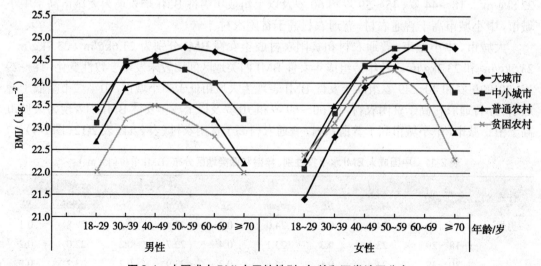

图 2-4 中国成人 BMI 水平按性别、年龄和四类地区分布

三、中国成人腰围状况

(一)中国成人腰围的百分位数按性别、年龄分布

1. 中国成人腰围百分位数按性别、年龄分布 2010—2012 年,中国成年男性腰围的中位数为 83.2cm,18~44 岁、45~59 岁和 60 岁及以上男性的腰围的中位数分别为 82.1cm、84.1cm 和 83.3cm。中国成年女性腰围的中位数为 79.7cm,18~44 岁、45~59 岁和 60 岁及以上女性的腰围的中位数分别为 76.0cm、81.0cm 和 82.0cm。成年男性和女性腰围中位数均随年龄增长先上升后下降,其中,40~49 岁组男性腰围的中位数最高,为 84.1cm;60~69 岁组女性腰围的中位数最高,为 82.4cm(表 2-13、表 2-14、图 2-5)。

表 2-13　中国成人腰围百分位数按性别和年龄分布(腰围单位:cm)

性别	年龄/岁	Mean	SD	P_5	P_{10}	P_{15}	P_{25}	P_{50}	P_{75}	P_{85}	P_{90}	P_{95}
男性	合计	83.6	10.4	67.8	70.3	72.3	76.0	83.2	90.6	94.3	97.0	101.0
	18~29	80.1	11.3	65.3	67.3	68.9	71.6	78.3	87.1	92.0	95.4	101.0
	30~39	83.5	10.5	67.8	70.3	72.3	75.8	83.0	90.5	94.4	97.1	101.4
	40~49	84.4	10.1	69.0	71.3	73.3	77.0	84.1	91.1	94.8	97.4	101.5
	50~59	84.3	10.0	68.8	71.3	73.5	77.0	84.0	91.0	94.7	97.2	101.0
	60~69	83.7	10.3	67.5	70.4	72.4	76.1	83.6	90.8	94.2	97.0	100.8
	≥70	83.0	10.7	66.5	69.2	71.3	75.0	83.0	90.2	94.0	97.0	101.0
女性	合计	80.1	10.0	64.9	67.8	70.0	73.0	79.7	86.5	90.3	93.1	97.3
	18~29	73.8	9.1	61.3	63.3	65.0	67.2	72.3	79.2	83.0	86.0	90.4
	30~39	76.7	8.8	64.0	66.2	68.0	70.5	75.9	82.0	85.8	88.4	92.5
	40~49	79.8	9.1	66.0	68.6	70.5	73.4	79.2	85.3	89.0	91.5	95.8
	50~59	81.8	9.7	66.8	69.8	71.8	75.1	81.4	88.0	91.7	94.3	98.4
	60~69	82.6	10.2	66.0	69.5	72.0	75.6	82.4	89.5	93.1	96.0	100.0
	≥70	81.6	10.7	64.3	68.0	70.2	74.0	81.5	89.0	92.5	95.2	100.0

表 2-14　中国成人腰围百分位数按性别和年龄分布(腰围单位:cm)

性别	年龄/岁	Mean	SD	P_5	P_{10}	P_{15}	P_{25}	P_{50}	P_{75}	P_{85}	P_{90}	P_{95}
男性	合计	83.6	10.4	67.8	70.3	72.3	76.0	83.2	90.6	94.3	97.0	101.0
	18~44	82.9	10.7	67.1	69.5	71.5	74.8	82.1	90.0	94.1	97.0	101.1
	45~59	84.3	10.0	68.9	71.4	73.5	77.0	84.1	91.0	94.8	97.4	101.2
	≥60	83.4	10.4	67.1	70.0	72.0	75.8	83.3	90.5	94.2	97.0	101.0
女性	合计	80.1	10.0	64.9	67.8	70.0	73.0	79.7	86.5	90.3	93.1	97.3
	18~44	76.7	9.1	63.3	65.8	67.5	70.1	76.0	82.2	86.0	89.0	93.0
	45~59	81.4	9.5	66.7	69.6	71.5	75.0	81.0	87.4	91.0	93.8	98.0
	≥60	82.3	10.4	65.2	69.0	71.2	75.0	82.0	89.1	93.0	95.8	100.0

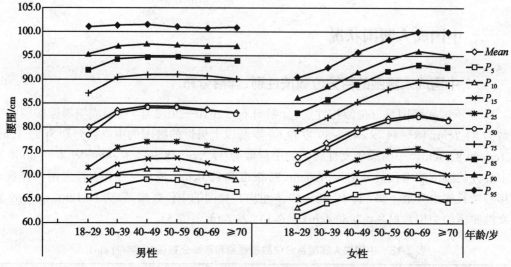

图2-5　中国成人腰围百分位数按性别和年龄分布

2. 中国成人腰围百分位数按性别、年龄、城乡分布　2010—2012 年，中国城市和农村地区成年男性腰围的中位数为 85.8cm 和 80.6cm。城市地区 40～49 岁和 50～59 岁组男性腰围的中位数最高，为 86.3cm，18～44 岁、45～59 岁和 60 岁及以上男性的腰围的中位数分别为 84.2cm、86.4cm 和 86.0cm。农村地区 40～49 岁组男性腰围的中位数最高，为 82.2cm，18～44 岁、45～59 岁和 60 岁及以上男性的腰围的中位数分别为 80.2cm、81.6cm 和 80.1cm。

中国城市和农村地区成年女性腰围的中位数为 80.0cm 和 79.1cm。城市地区 60～69 岁组女性腰围的中位数最高，为 83.2cm，18～44 岁、45～59 岁和 60 岁及以上女性的腰围的中位数分别为 75.5cm、81.0cm 和 83.0cm。农村地区 60～69 岁组女性腰围的中位数最高，为 81.3cm，18～44 岁、45～59 岁和 60 岁及以上女性的腰围的中位数分别为 76.1cm、80.8cm 和 80.6cm（表 2-15、表 2-16、图 2-6）。

表2-15　中国成人腰围百分位数按性别、年龄和城乡分布（腰围单位：cm）

城乡	性别	年龄/岁	Mean	SD	P_5	P_{10}	P_{15}	P_{25}	P_{50}	P_{75}	P_{85}	P_{90}	P_{95}
城市	男性	合计	85.7	10.1	69.4	72.5	75.0	78.9	85.8	92.1	96.0	98.3	102.2
		18～29	82.1	11.8	66.0	68.1	70.0	73.0	80.4	89.8	94.3	98.0	103.1
		30～39	85.3	10.1	69.0	72.2	75.0	78.0	85.0	92.0	95.3	98.0	102.0
		40～49	86.3	9.8	70.2	73.8	76.0	79.6	86.3	92.5	96.0	98.6	102.3
		50～59	86.4	9.7	71.0	74.0	76.2	80.0	86.4	92.7	96.0	98.5	102.2
		60～69	86.0	9.7	70.0	73.0	75.6	79.3	86.0	92.3	96.0	98.0	101.9
		≥70	85.5	10.3	68.4	72.0	74.5	78.3	85.6	92.1	96.0	99.0	102.5
	女性	合计	80.6	9.8	65.7	68.5	70.4	73.6	80.0	87.0	90.7	93.2	97.6
		18～29	73.6	9.0	61.3	63.2	65.0	67.0	72.0	79.0	82.9	85.6	90.0
		30～39	76.5	8.6	64.2	66.4	68.0	70.3	75.5	82.0	85.2	88.0	92.0
		40～49	79.7	8.8	66.7	69.1	71.0	73.6	79.0	85.0	88.7	91.2	95.0
		50～59	82.1	9.4	68.0	70.4	72.4	76.0	81.7	88.0	91.8	94.2	98.2
		60～69	83.6	9.6	68.0	71.5	74.0	77.2	83.2	90.0	93.3	96.0	100.0
		≥70	83.2	10.2	67.0	70.0	72.2	76.1	83.0	90.0	93.4	96.1	100.1

续表

城乡	性别	年龄/岁	Mean	SD	P_5	P_{10}	P_{15}	P_{25}	P_{50}	P_{75}	P_{85}	P_{90}	P_{95}
农村	男性	合计	81.6	10.3	66.7	69.1	70.9	73.8	80.6	88.7	92.7	95.4	99.7
		18~29	78.3	10.5	64.9	66.8	68.1	70.5	76.2	84.6	90.0	93.0	98.5
		30~39	81.9	10.6	67.1	69.2	71.0	74.0	80.8	89.1	93.2	96.1	100.4
		40~49	82.9	10.1	68.2	70.5	72.1	75.1	82.2	90.0	93.9	96.3	100.5
		50~59	82.1	9.9	67.7	70.1	71.6	74.6	81.3	88.9	92.8	95.4	99.3
		60~69	81.4	10.3	66.1	68.7	70.5	73.7	80.6	88.4	92.4	95.1	99.3
		≥70	79.9	10.4	64.5	67.8	69.1	72.0	79.0	87.1	91.0	93.6	98.0
	女性	合计	79.5	10.1	64.1	67.0	69.0	72.1	79.1	86.0	90.1	93.0	97.1
		18~29	74.0	9.2	61.4	63.3	65.0	67.3	72.7	79.5	83.0	86.0	90.5
		30~39	77.0	9.0	63.7	66.1	68.0	70.6	76.1	82.5	86.1	89.0	93.0
		40~49	79.8	9.3	65.5	68.2	70.2	73.2	79.4	85.7	89.4	91.8	96.2
		50~59	81.4	10.0	65.6	68.9	71.0	74.4	81.1	87.9	91.6	94.3	98.7
		60~69	81.5	10.8	64.4	67.6	70.1	73.5	81.3	89.0	93.0	95.6	99.8
		≥70	79.5	11.0	62.4	65.3	68.0	71.4	79.3	86.8	91.0	94.1	98.0

表2-16 中国成人腰围百分位数按性别、年龄和城乡分布(腰围单位:cm)

城乡	性别	年龄/岁	Mean	SD	P_5	P_{10}	P_{15}	P_{25}	P_{50}	P_{75}	P_{85}	P_{90}	P_{95}
城市	男性	合计	85.7	10.1	69.4	72.5	75.0	78.9	85.8	92.1	96.0	98.3	102.2
		18~44	84.6	10.6	68.0	71.0	73.3	77.0	84.2	91.5	95	98.0	102.4
		45~59	86.5	9.7	70.9	74.0	76.2	80.0	86.4	93.0	96.2	98.7	102.2
		≥60	85.8	10.0	69.2	72.5	75.0	79.0	86.0	92.2	96.0	98.2	102.0
	女性	合计	80.6	9.8	65.7	68.5	70.4	73.6	80.0	87.0	90.7	93.2	97.6
		18~44	76.4	8.9	63.5	66.0	67.5	70.0	75.5	82.0	85.5	88.2	92.5
		45~59	81.7	9.2	67.9	70.1	72.1	75.3	81.0	87.5	91.0	93.8	97.5
		≥60	83.5	9.8	67.5	71.0	73.2	77.0	83.0	90.0	93.3	96.0	100.0
农村	男性	合计	81.6	10.3	66.7	69.1	70.9	73.8	80.6	88.7	92.7	95.4	99.7
		18~44	81.4	10.6	66.5	68.7	70.3	73.1	80.2	88.9	93.0	95.9	100.1
		45~59	82.4	9.9	68.0	70.2	72.0	75.0	81.6	89.1	93.0	95.5	100.0
		≥60	80.9	10.3	65.5	68.2	70.1	73.1	80.1	88.0	92.1	94.6	98.9
	女性	合计	79.5	10.1	64.1	67.0	69.0	72.1	79.1	86.0	90.1	93.0	97.1
		18~44	76.9	9.3	63.2	65.6	67.4	70.2	76.1	82.7	86.4	89.2	93.2
		45~59	81.1	9.8	65.6	68.8	70.8	74.1	80.8	87.3	91.1	94.0	98.0
		≥60	80.8	10.9	63.7	66.9	69.1	73.0	80.6	88.3	92.3	95.1	99.2

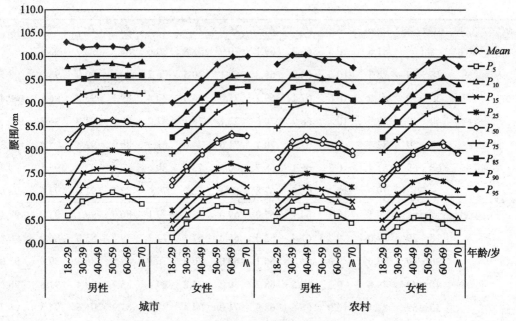

图 2-6　中国成人腰围百分位数按性别、年龄和城乡分布

（二）中国成人腰围水平按性别、年龄、城乡分布

1. 中国成人腰围水平按性别、年龄、城乡分布　2010—2012 年，中国成年男性和女性的平均腰围分别为 82.8cm 和 78.5cm，其中城市成年男性和女性的平均腰围分别为 84.1cm 和 78.7cm，农村成年男性和女性的腰围分别为 81.4cm 和 78.4cm。各年龄组城市男性腰围均高于同年龄组城市女性，18～29 岁、30～39 岁、40～49 岁、50～59 岁和 70 岁及以上组农村男性腰围均高于同年龄组农村女性，但 60～69 岁农村男性腰围低于同年龄组农村女性。

不论城乡，成年男性和女性平均腰围均随年龄增长先上升后下降。40～49 岁和 50～59 岁组城市男性的平均腰围最高，为 85.5cm；40～49 岁组农村男性的平均腰围最高，为 83.5cm。60～69 岁组城市女性的平均腰围最高，为 83.2cm；50～59 岁和 60～69 岁组农村女性的平均腰围最高，为 82.2cm。

男性和女性腰围在城市和农村分布情况不尽相同。各年龄组城市成年男性的平均腰围均高于同年龄组农村成年男性，其中 70 岁及以上成年男性的城乡差值最大，为 3.2cm。18～29 岁组城市成年女性平均腰围较农村同年龄女性高 0.2cm，30～39 岁、40～49 岁和 50～59 岁组城市女性平均腰围略低于农村同年龄组女性，而 60～69 岁和 70 岁及以上城市女性平均腰围均高于同年龄组农村女性，随年龄增长差值变大，60～69 岁和 70 岁及以上成年女性腰围的城乡差值分别为 1.0cm 和 1.7cm（表 2-17、表 2-18、图 2-7）。

表 2-17　中国成人腰围水平按性别、年龄和城乡分布（腰围单位：cm）

性别	年龄 / 岁	合计		城市		农村		城乡差值
		Mean	SE	Mean	SE	Mean	SE	
男性	合计	82.8	0.4	84.1	0.5	81.4	0.5	2.7
	18～29	79.4	0.5	80.6	0.8	78.4	0.6	2.2

续表

性别	年龄/岁	合计		城市		农村		城乡差值
		Mean	SE	Mean	SE	Mean	SE	
男性	30~39	83.7	0.4	85.1	0.5	82.4	0.5	2.7
	40~49	84.5	0.3	85.5	0.4	83.5	0.4	2.0
	50~59	84.2	0.3	85.5	0.5	82.6	0.4	2.9
	60~69	83.4	0.4	84.6	0.5	82.0	0.6	2.6
	≥70	82.3	0.4	83.9	0.6	80.7	0.6	3.2
女性	合计	78.5	0.3	78.7	0.4	78.4	0.4	0.3
	18~29	74.0	0.3	74.1	0.6	73.9	0.4	0.2
	30~39	76.8	0.3	76.6	0.5	77.1	0.4	−0.5
	40~49	79.9	0.3	79.7	0.3	80.2	0.4	−0.5
	50~59	82.1	0.3	82.0	0.5	82.2	0.5	−0.2
	60~69	82.7	0.3	83.2	0.4	82.2	0.6	1.0
	≥70	81.2	0.4	82.0	0.5	80.3	0.7	1.7

表2-18 中国成人腰围水平按性别、年龄和城乡分布（腰围单位：cm）

性别	年龄/岁	合计		城市		农村	
		Mean	SE	Mean	SE	Mean	SE
男性	合计	82.8	0.4	84.1	0.5	81.4	0.5
	18~44	81.9	0.4	83.2	0.6	80.8	0.5
	45~59	84.4	0.3	85.7	0.4	82.9	0.4
	≥60	82.9	0.4	84.3	0.5	81.5	0.6
女性	合计	78.5	0.3	78.7	0.4	78.4	0.4
	18~44	76.0	0.3	75.9	0.4	76.1	0.3
	45~59	81.7	0.3	81.5	0.4	81.8	0.5
	≥60	82.0	0.4	82.7	0.4	81.3	0.6

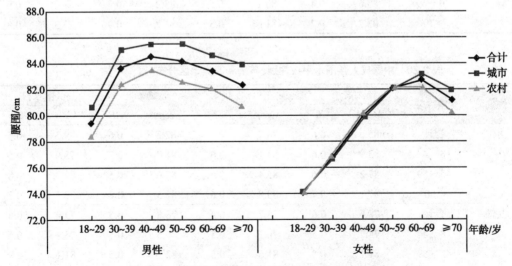

图2-7 中国成人腰围水平按性别、年龄和城乡分布

2. 中国成人腰围水平按性别、年龄、地区分布 2010—2012 年，中国大城市、中小城市、普通农村和贫困农村成年男性平均腰围分别为 85.6cm、83.9cm、82.2cm 和 79.5cm。18～44 岁、45～59 岁和 60 岁及以上组成年男性平均腰围表现为大城市高于中小城市，中小城市高于普通农村，普通农村高于贫困农村。

大城市、中小城市、普通农村和贫困农村成年女性平均腰围分别为 78.6cm、78.7cm、78.8cm 和 77.4cm。各年龄组成年女性平均腰围在四类地区间比较未发现一致性变化，18～29 岁、30～39 岁、40～49 岁和 50～59 岁组成年女性平均腰围表现为大城市低于中小城市，中小城市略低于普通农村，普通农村高于贫困农村，而 60～69 岁和 70 岁及以上成年女性平均腰围则表现为大城市高于中小城市，中小城市高于普通农村，普通农村高于贫困农村（表 2-19、表 2-20、图 2-8）。

表 2-19　中国成人腰围水平按性别、年龄和四类地区分布（腰围单位：cm）

性别	年龄 / 岁	大城市		中小城市		普通农村		贫困农村	
		Mean	*SE*	*Mean*	*SE*	*Mean*	*SE*	*Mean*	*SE*
男性	合计	85.6	0.6	83.9	0.5	82.2	0.6	79.5	0.5
	18～29	82.1	1.1	80.5	1.0	79.1	0.8	76.8	0.4
	30～39	85.1	0.6	85.2	0.5	83.4	0.7	80.2	0.6
	40～49	86.4	0.7	85.4	0.4	84.3	0.5	81.7	0.8
	50～59	87.3	0.5	85.2	0.6	83.3	0.5	80.8	0.7
	60～69	87.0	0.6	84.2	0.5	82.8	0.7	80.3	0.8
	≥70	87.2	0.8	83.2	0.7	81.4	0.8	78.8	0.7
女性	合计	78.6	0.6	78.7	0.4	78.8	0.5	77.4	0.6
	18～29	72.3	0.5	74.2	0.6	74.1	0.5	73.6	0.5
	30～39	75.8	0.4	76.7	0.5	77.4	0.6	76.5	0.5
	40～49	78.8	0.4	79.8	0.4	80.5	0.5	79.5	0.6
	50～59	81.6	0.4	82.1	0.6	82.6	0.6	81.2	1.0
	60～69	83.6	0.4	83.1	0.5	83.2	0.7	80.2	0.9
	≥70	83.7	0.7	81.6	0.5	81.2	0.9	77.3	0.8

表 2-20　中国成人腰围水平按性别、年龄和四类地区分布（腰围单位：cm）

性别	年龄 / 岁	大城市		中小城市		普通农村		贫困农村	
		Mean	*SE*	*Mean*	*SE*	*Mean*	*SE*	*Mean*	*SE*
男性	合计	85.6	0.6	83.9	0.5	82.2	0.6	79.5	0.5
	18～44	83.9	0.6	83.1	0.6	81.7	0.7	78.9	0.5
	45～59	87.2	0.6	85.4	0.5	83.6	0.5	81.3	0.8
	≥60	87.1	0.7	83.8	0.6	82.3	0.8	79.7	0.7
女性	合计	78.6	0.6	78.7	0.4	78.8	0.5	77.4	0.6
	18～44	74.7	0.5	76.1	0.5	76.5	0.5	75.6	0.5
	45～59	81.1	0.4	81.6	0.5	82.1	0.5	81.1	0.9
	≥60	83.6	0.5	82.5	0.5	82.3	0.8	79.0	0.7

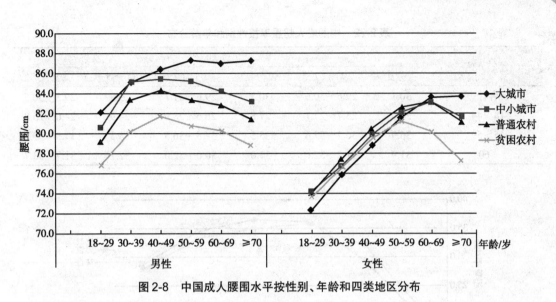

图 2-8　中国成人腰围水平按性别、年龄和四类地区分布

四、中国成人超重、肥胖状况（中国标准）

（一）中国成人超重率按性别、年龄、城乡分布

1. 中国成人超重率按性别、年龄分布　按照中国成人超重和肥胖判定标准，中国 18 岁及以上成年居民超重率达到 30.1%，男性和女性的超重率分别为 30.3% 和 29.9%。18～29 岁和 30～39 岁组男性超重率均高于同年龄组女性，40～49 岁、50～59 岁、60～69 岁和 70 岁及以上男性超重率低于同年龄组女性。不论男女，超重率均随着年龄的增长，呈现先升高后下降的趋势。其中 40～49 岁组男性的超重率最高，达到 35.8%，而 50～59 岁组女性的超重率最高，达到 38.1%（表 2-21、表 2-22、图 2-9）。

表 2-21　中国成人超重率按性别和年龄分布

年龄/岁	合计/%		男性/%		女性/%	
	百分比	95%CI	百分比	95%CI	百分比	95%CI
合计	30.1	28.6～31.4	30.3	28.8～31.8	29.9	28.1～31.1
18～29	19.6	17.6～21.7	21.1	18.6～23.5	18.1	15.8～20.4
30～39	29.3	27.8～30.9	32.0	30.0～34.0	26.6	24.7～28.5
40～49	36.1	34.8～37.5	35.8	34.4～37.1	36.5	34.6～38.3
50～59	36.5	35.0～38.1	35.0	33.0～37.1	38.1	36.7～39.5
60～69	34.4	32.7～36.2	33.2	31.5～34.9	35.7	33.4～37.9
≥70	28.5	26.6～30.4	27.8	25.3～30.3	29.1	27.0～31.1

表2-22　中国成人超重率按性别和年龄分布

年龄/岁	合计/%		男性/%		女性/%	
	百分比	95%CI	百分比	95%CI	百分比	95%CI
合计	30.1	29.6～30.6	30.3	29.6～31.1	29.9	29.3～30.5
18～44	26.4	25.7～27.1	27.8	26.6～28.9	24.9	24.0～25.8
45～59	36.9	36.2～37.6	35.5	34.5～36.5	38.3	37.5～39.2
≥60	31.9	31.2～32.6	31.0	30.0～32.0	32.7	31.7～33.7

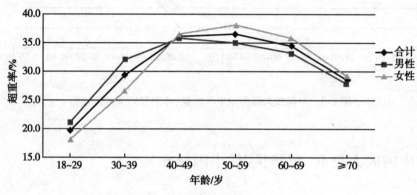

图2-9　中国成人超重率按性别和年龄分布

2. 中国城市地区成人超重率按性别、年龄分布　按照中国成人超重和肥胖判定标准，中国18岁及以上城市地区成年居民超重率达到32.4%，男性和女性的超重率分别为33.8%和30.9%，18～29岁、30～39岁、40～49岁、70岁及以上均表现为男性超重率高于女性，50～59岁、60～69岁男性超重率低于女性。

男性超重率表现为，大城市高于中小城市，分别为39.9%和32.7%。大城市各年龄组男性的超重率均高于中小城市同年龄组成年男性。女性超重率表现为，大城市略低于中小城市，分别为30.8%和31.0%。其中，大城市18～29岁、30～39岁和40～49岁组成年女性的超重率均低于中小城市同年龄组成年女性，而大城市50～59岁、60～69岁和70岁及以上组成年女性的超重率均高于中小城市同年龄组成年女性，大城市女性超重率在50岁后反超中小城市（表2-23、表2-24、图2-10、图2-11）。

表2-23　中国城市地区成人超重率按性别和年龄分布

年龄/岁	城市/%		大城市/%		中小城市/%	
	百分比	95%CI	百分比	95%CI	百分比	95%CI
合计	32.4	30.5～34.4	35.4	32.7～38.0	31.9	29.7～34.1
18～29	20.8	17.5～24.1	22.0	17.5～26.5	20.6	16.9～24.3
30～39	31.0	28.8～33.1	31.1	29.7～32.5	30.9	28.5～33.4
40～49	37.6	36.0～39.3	36.6	34.5～38.6	37.8	35.9～39.7
50～59	38.9	36.7～41.1	43.4	41.8～45.1	38.0	35.4～40.6
60～69	38.9	36.7～41.1	44.1	42.2～46.1	37.9	35.4～40.5
≥70	33.4	30.7～36.0	42.4	40.4～44.3	31.5	28.6～34.4

续表

年龄/岁	城市/%		大城市/%		中小城市/%	
	百分比	95%CI	百分比	95%CI	百分比	95%CI
男性						
合计	33.8	31.6~35.9	39.9	37.7~42.0	32.7	30.3~35.2
18~29	22.3	18.4~26.2	30.1	23.8~36.5	21.1	16.8~25.4
30~39	35.7	33.0~38.4	38.5	36.0~41.0	35.3	32.2~38.3
40~49	38.8	37.0~40.6	39.6	35.6~43.7	38.7	36.7~40.6
50~59	38.4	35.2~41.6	46.4	44.3~48.5	36.7	32.9~40.5
60~69	38.0	35.5~40.6	45.3	42.0~48.6	36.7	33.8~39.6
≥70	34.2	31.0~37.5	44.3	40.4~48.1	32.1	28.5~35.7
女性						
合计	30.9	28.9~33.2	30.8	27.2~34.4	31.0	28.5~33.4
18~29	19.1	15.5~22.8	13.1	9.5~16.7	20.0	16.0~24.0
30~39	26.1	22.8~29.4	23.1	20.4~25.9	26.5	22.8~30.2
40~49	36.5	33.8~39.1	33.3	30.2~36.4	37.0	34.0~39.9
50~59	39.5	37.6~41.3	40.4	38.4~42.4	39.3	37.1~41.5
60~69	39.8	37.3~42.3	43.0	40.2~45.8	39.2	36.2~42.1
≥70	32.6	29.6~35.6	40.8	38.2~43.3	30.9	27.5~34.3

表2-24 中国城市地区成人超重率按性别和年龄分布

年龄/岁	城市/%		大城市/%		中小城市/%	
	百分比	95%CI	百分比	95%CI	百分比	95%CI
合计	32.4	30.5~34.4	35.4	32.7~38.0	31.9	29.7~34.1
18~44	27.5	25.3~29.8	27.8	25.5~30.2	27.5	24.9~30.0
45~59	39.1	37.1~41.0	41.9	40.5~43.3	38.5	36.1~40.9
≥60	36.6	34.4~38.8	43.4	41.9~44.9	35.2	32.8~37.7
男性						
合计	33.8	31.6~35.9	39.9	37.7~42.0	32.7	30.3~35.2
18~44	30.4	28.1~32.8	34.8	31.8~37.8	29.8	27.1~32.4
45~59	38.6	35.9~41.3	44.8	43.1~46.5	37.4	34.2~40.6
≥60	36.5	33.9~39.2	44.9	41.9~47.8	34.9	31.9~37.9
女性						
合计	30.9	28.9~33.2	30.8	27.2~34.4	31.0	28.5~33.4
18~44	24.4	21.4~27.4	20.2	17.4~23.0	25.0	21.6~28.4
45~59	39.5	37.6~41.4	39.0	36.8~41.1	39.6	37.4~41.9
≥60	36.6	34.5~38.8	42.0	39.7~44.4	35.6	33.0~38.1

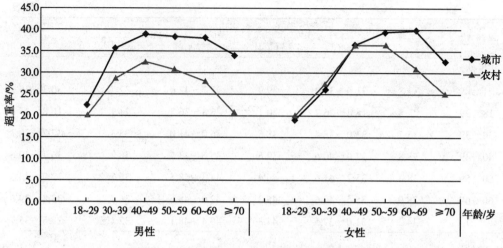

图 2-10　中国成人超重率按性别、年龄和城乡分布

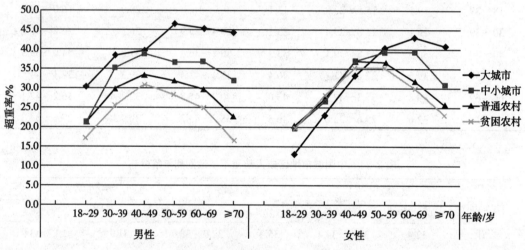

图 2-11　中国成人超重率按性别、年龄和四类地区分布

3. 中国农村地区成人超重率按性别、年龄分布　按照中国成人超重和肥胖判定标准，中国 18 岁及以上农村地区成年居民超重率达到 27.8%，男性和女性的超重率分别为 26.9% 和 28.8%。普通农村 18~29 岁和 30~39 岁组男性超重率均高于同年龄组女性，而 40~49 岁、50~59 岁、60~69 岁和 70 岁及以上普通农村和贫困农村男性超重率低于同年龄组女性。

男性超重率表现为，普通农村高于贫困农村，分别为 28.2% 和 24.0%，各年龄组男性的超重率均为普通农村高于贫困农村。普通农村和贫困农村女性超重率分别为 29.2% 和 27.8%，除 30~39 岁组外，其余年龄组均表现为，普通农村高于贫困农村（表 2-25、表 2-26）。

表 2-25　中国农村地区成人超重率按性别和年龄分布

年龄 / 岁	农村 /%		普通农村 /%		贫困农村 /%	
	百分比	95%CI	百分比	95%CI	百分比	95%CI
合计	27.8	25.9~29.7	28.7	26.1~31.2	25.8	23.3~28.3
18~29	20.0	17.5~22.6	20.9	17.3~24.5	18.2	16.0~20.5

续表

年龄/岁	农村/%		普通农村/%		贫困农村/%	
	百分比	95%CI	百分比	95%CI	百分比	95%CI
30~39	28.1	26.0~30.1	28.7	25.9~31.4	26.7	23.9~29.6
40~49	34.5	32.4~36.6	35.2	32.8~37.5	32.9	28.7~37.1
50~59	33.5	31.5~35.6	34.3	31.8~36.7	31.6	27.7~35.6
60~69	29.6	27.4~31.8	30.6	27.8~33.4	27.2	23.8~30.7
≥70	23.0	20.8~25.3	24.3	22.0~26.6	20.0	15.2~24.9
男性						
合计	26.9	24.9~28.9	28.2	25.5~30.8	24.0	21.4~26.7
18~29	20.0	16.8~23.2	21.3	16.9~25.7	17.2	14.0~20.4
30~39	28.6	26.1~31.2	30.1	26.7~33.4	25.6	21.8~29.4
40~49	32.7	30.5~34.8	33.4	31.4~35.5	30.9	25.4~36.4
50~59	30.8	28.5~33.1	31.9	29.0~34.7	28.2	24.2~32.1
60~69	28.1	25.8~30.4	29.6	26.9~32.3	24.7	20.7~28.7
≥70	20.8	17.9~23.7	22.6	19.0~26.2	16.5	12.8~20.3
女性						
合计	28.8	26.8~30.7	29.2	26.6~31.7	27.8	25.1~30.5
18~29	20.1	17.5~22.6	20.4	16.9~23.9	19.4	16.6~22.1
30~39	27.5	25.3~29.7	27.3	24.6~29.9	27.9	24.0~31.8
40~49	36.4	33.9~38.9	37.0	33.7~40.3	35.0	31.6~38.4
50~59	36.4	34.3~38.4	36.8	34.4~39.2	35.3	30.8~39.7
60~69	31.1	28.2~34.0	31.7	27.8~35.6	29.9	26.3~33.4
≥70	25.0	22.3~27.6	25.7	23.0~28.4	23.1	17.0~29.3

表2-26 中国农村地区成人超重率按性别和年龄分布

年龄/岁	农村/%		普通农村/%		贫困农村/%	
	百分比	95%CI	百分比	95%CI	百分比	95%CI
合计	27.8	25.9~29.7	28.7	26.1~31.2	25.8	23.3~28.3
18~44	25.4	23.3~27.4	26.1	23.3~28.9	23.7	21.6~25.7
45~59	34.3	32.3~36.3	35.0	32.7~37.3	32.6	28.5~36.7
≥60	26.9	24.8~29.0	28.0	25.5~30.5	24.4	20.6~28.2
男性						
合计	26.9	24.9~28.9	28.2	25.5~30.8	24.0	21.4~26.7
18~44	25.3	23.2~27.5	26.6	23.6~29.7	22.6	19.9~25.2
45~59	31.8	29.5~34.1	32.7	30.0~35.3	29.7	24.9~34.5
≥60	25.3	23.0~27.6	26.9	24.2~29.6	21.6	17.9~25.3
女性						
合计	28.8	26.8~30.7	29.2	26.6~31.7	27.8	25.1~30.5
18~44	25.4	23.3~27.4	25.6	22.8~28.4	24.9	22.6~27.1
45~59	36.9	35.0~38.9	37.4	35.2~39.7	35.7	31.7~39.7
≥60	28.5	26.2~30.7	29.1	26.4~31.7	27.0	22.9~31.2

（二）中国成人肥胖率按性别、年龄、城乡分布（中国标准）

1. 中国成人肥胖率按性别、年龄分布 按照中国成人超重和肥胖判定标准，中国18岁及以上成年居民肥胖率达到11.9%，男性和女性的肥胖率分别为12.1%和11.7%。18~29岁和30~39岁组男性肥胖率均高于同年龄组女性，40~49岁、50~59岁、60~69岁和70岁及以上男性肥胖率低于同年龄组女性。不论男女，肥胖率均随着年龄的增长，呈现先升高后下降的趋势，其中30~39岁组男性的肥胖率最高，达到14.7%，而60~69岁组女性的肥胖率最高，达到16.7%（表2-27、表2-28、图2-12）。

表2-27 中国成人肥胖率按性别和年龄分布

年龄/岁	合计/%		男性/%		女性/%	
	百分比	95%CI	百分比	95%CI	百分比	95%CI
合计	11.9	11.5~12.2	12.1	11.6~12.7	11.7	11.3~12.0
18~29	8.7	7.1~10.2	11.2	8.9~13.5	6.0	4.8~7.1
30~39	12.2	10.4~13.9	14.7	12.8~16.6	9.6	7.6~11.6
40~49	13.9	12.3~15.4	13.8	12.1~15.6	13.9	12.2~15.5
50~59	13.7	12.1~15.4	11.4	10.0~12.8	16.2	14.0~18.4
60~69	13.1	11.7~14.5	9.6	8.3~10.9	16.7	14.9~18.5
≥70	9.5	8.2~10.7	7.0	5.8~8.3	11.6	9.9~13.2

表2-28 中国成人肥胖率按性别和年龄分布

年龄/岁	合计/%		男性/%		女性/%	
	百分比	95%CI	百分比	95%CI	百分比	95%CI
合计	11.9	11.5~12.2	12.1	11.6~12.7	11.7	11.3~12.0
18~44	11.0	10.5~11.6	13.1	12.2~14.0	8.8	8.2~9.4
45~59	13.9	13.4~14.4	12.1	11.4~12.7	15.8	15.2~16.5
≥60	11.6	11.1~12.1	8.6	8.0~9.2	14.4	13.6~15.2

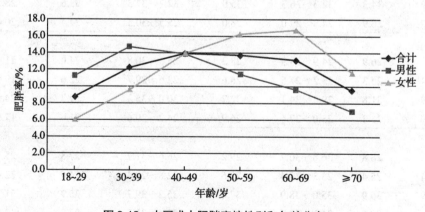

图2-12 中国成人肥胖率按性别和年龄分布

2. 中国城市地区成人肥胖率按性别、年龄分布 按照中国成人超重和肥胖判定标准，中国 18 岁及以上城市地区成年居民肥胖率达到 13.2%，男性和女性的肥胖率分别为 14.1% 和 12.3%。18～29 岁、30～39 岁和 40～49 岁组男性肥胖率均高于同年龄组女性，50～59 岁、60～69 岁和 70 岁及以上男性肥胖率低于同年龄组女性。

大城市和中小城市男性肥胖率分别为 13.5% 和 14.2%，18～29 岁、30～39 岁、50～59 岁男性肥胖率表现为大城市不同程度低于中小城市，但 40～49 岁、60～69 岁和 70 岁及以上老年男性肥胖率为大城市高于中小城市。女性肥胖率表现为，大城市略低于中小城市，分别为 11.2% 和 12.5%。其中，大城市 70 岁以下各年龄组成年女性的肥胖率均低于中小城市同年龄组成年女性，而大城市 70 岁及以上老年女性的肥胖率高于中小城市同年龄组成年女性，即大城市女性肥胖率在 70 岁后反超中小城市（表 2-29、表 2-30、图 2-13、图 2-14）。

表 2-29 中国城市地区成人肥胖率按性别和年龄分布

年龄 / 岁	城市 /%		大城市 /%		中小城市 /%	
	百分比	95%CI	百分比	95%CI	百分比	95%CI
合计	13.2	11.0～15.5	12.4	10.3～14.4	13.4	10.8～16.0
18～29	10.5	7.7～13.3	8.0	5.2～10.8	10.9	7.8～14.0
30～39	13.1	10.2～16.0	11.3	9.1～13.4	13.3	10.1～16.6
40～49	14.3	12.0～16.7	13.6	11.6～15.7	14.5	11.8～17.1
50～59	15.2	12.8～17.6	13.5	11.4～15.7	15.6	12.7～18.4
60～69	15.0	12.9～17.2	15.7	12.9～18.4	14.9	12.4～17.4
≥70	11.6	10.1～13.2	15.4	12.2～18.7	10.8	9.1～12.5
男性						
合计	14.1	11.6～16.6	13.5	11.6～15.5	14.2	11.3～17.1
18～29	14.1	9.8～18.4	11.9	8.4～15.4	14.4	9.6～19.3
30～39	16.4	13.7～19.2	14.0	11.4～16.7	16.8	13.7～19.8
40～49	15.0	12.4～17.5	15.6	12.5～18.7	14.9	12.0～17.8
50～59	13.7	11.6～15.7	12.8	10.2～15.4	13.9	11.5～16.2
60～69	11.8	9.9～13.7	13.5	10.8～16.1	11.5	9.3～13.7
≥70	8.7	6.9～10.5	13.2	9.9～16.4	7.8	5.8～9.7
女性						
合计	12.3	10.1～14.5	11.2	8.9～13.4	12.5	10.0～15.1
18～29	6.6	5.0～8.3	3.7	1.7～5.7	7.1	5.3～8.9
30～39	9.7	6.1～13.2	8.3	6.3～10.3	9.8	5.9～13.8
40～49	13.7	11.1～16.3	11.6	9.8～13.4	14.0	11.1～16.9
50～59	16.8	13.5～20.0	14.3	12.2～16.4	17.3	13.5～21.1
60～69	18.3	15.7～20.9	17.7	14.5～20.9	18.5	15.4～21.5
≥70	14.1	12.0～16.1	17.3	13.5～21.2	13.4	11.0～15.7

表 2-30 中国城市地区成人肥胖率按性别和年龄分布

年龄/岁	城市 /%		大城市 /%		中小城市 /%	
	百分比	95%CI	百分比	95%CI	百分比	95%CI
合计	13.2	11.0~15.5	12.4	10.3~14.4	13.4	10.8~16.0
18~44	12.1	9.5~14.8	10.1	8.2~11.9	12.5	9.5~15.4
45~59	15.1	12.7~17.4	13.9	11.9~16.0	15.3	12.5~18.1
≥60	13.6	11.9~15.4	15.6	12.7~18.4	13.2	11.2~15.2
男性						
合计	14.1	11.6~16.6	13.5	11.6~15.5	14.2	11.3~17.1
18~44	15.1	12.1~18.2	13.4	11.2~15.7	15.4	11.9~18.8
45~59	14.1	11.9~16.2	13.8	11.2~16.4	14.1	11.6~16.7
≥60	10.6	8.8~12.3	13.3	10.8~15.9	10.0	8.0~12.1
女性						
合计	12.3	10.1~14.5	11.2	8.9~13.4	12.5	10.0~15.1
18~44	9.0	6.6~11.3	6.4	4.8~7.9	9.3	6.7~11.9
45~59	16.1	13.2~19.0	14.1	12.2~16.0	16.5	13.1~19.9
≥60	16.5	14.4~18.5	17.6	14.2~20.9	16.2	13.9~18.6

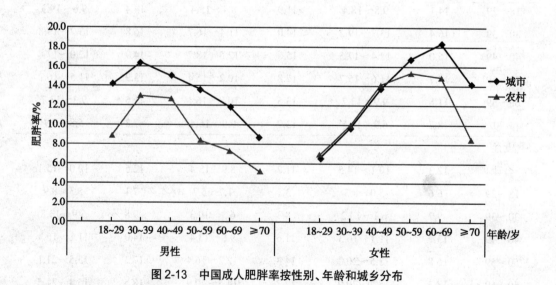

图 2-13 中国成人肥胖率按性别、年龄和城乡分布

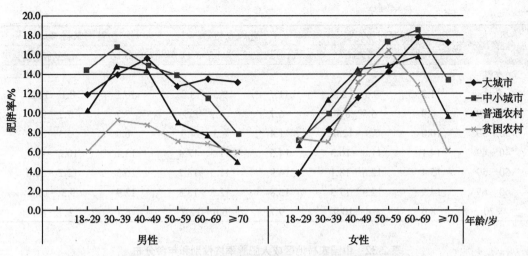

图2-14　中国成人肥胖率按性别、年龄和四类地区分布

3．中国农村地区成人肥胖率按性别、年龄分布　按照中国成人超重和肥胖判定标准，中国18岁及以上农村地区成年居民肥胖率达到10.5%，男性和女性的肥胖率分别为10.1%和11.2%。普通农村18～29岁和30～39岁组男性肥胖率高于同年龄组女性，40～49岁、50～59岁、60～69岁和70岁及以上男性肥胖率低于同年龄组女性，而贫困农村，除30～39岁组外，各年龄组均为男性肥胖率低于同年龄组女性。

普通农村男性肥胖率高于贫困农村，分别为11.3%和7.5%，各年龄组男性的肥胖率，除70岁及以上者外，均为普通农村高于贫困农村。普通农村和贫困农村女性肥胖率分别为11.7%和10.1%。普通农村18～29岁组和50～59岁组成年女性的肥胖率低于贫困农村同年龄组成年女性，其余各年龄组成年女性的肥胖率均高于贫困农村同年龄组成年女性（表2-31、表2-32）。

表2-31　中国农村地区成人肥胖率按性别和年龄分布

年龄/岁	农村/%		普通农村/%		贫困农村/%	
	百分比	95%CI	百分比	95%CI	百分比	95%CI
合计	10.5	9.2～12.1	11.5	9.5～13.5	8.8	7.0～10.6
18～29	7.9	6.5～9.3	8.5	6.6～10.5	6.6	5.0～8.3
30～39	11.5	9.8～13.3	13.1	10.8～15.4	8.1	6.1～10.1
40～49	13.4	11.4～15.3	14.5	11.9～17.0	10.9	8.5～13.3
50～59	11.8	10.0～13.6	11.9	9.6～14.1	11.7	8.9～14.5
60～69	11.0	9.3～12.8	11.6	9.3～13.8	9.8	7.1～12.5
≥70	7.0	5.2～8.8	7.5	5.0～9.9	6.0	3.8～8.2
男性						
合计	10.1	8.6～11.6	11.3	9.3～13.3	7.5	5.7～9.4
18～29	8.9	6.9～10.8	10.2	7.5～12.8	6.0	4.1～8.0
30～39	13.0	10.8～15.2	14.8	12.0～17.6	9.2	6.3～12.1
40～49	12.7	10.4～15	14.4	11.4～17.5	8.8	6.4～11.2
50～59	8.4	7.1～9.8	9.0	7.2～10.8	7.1	5.4～8.8
60～69	7.3	5.8～8.9	7.6	5.6～9.5	6.8	4.7～8.9
≥70	5.2	3.3～7.0	4.9	2.5～7.2	5.9	3.5～8.3

续表

年龄/岁	农村/%		普通农村/%		贫困农村/%	
	百分比	95%CI	百分比	95%CI	百分比	95%CI
女性						
合计	11.2	9.6～12.8	11.7	9.5～13.8	10.1	8.1～12.2
18～29	6.9	5.5～8.3	6.7	4.9～8.5	7.3	5.2～9.3
30～39	10.0	7.9～12.0	11.4	8.5～14.3	6.9	5.3～8.5
40～49	14.1	11.8～16.3	14.5	11.5～17.4	13.1	10.2～15.9
50～59	15.4	12.6～18.1	14.9	11.5～18.2	16.5	12.2～20.8
60～69	14.9	12.5～17.3	15.8	12.8～18.8	12.9	9.3～16.4
≥70	8.6	6.4～10.9	9.7	6.6～12.7	6.1	3.7～8.4

表2-32　中国农村地区成人肥胖率按性别和年龄分布

年龄/岁	农村/%		普通农村/%		贫困农村/%	
	百分比	95%CI	百分比	95%CI	百分比	95%CI
合计	10.5	9.0～12.0	11.3	9.3～13.3	8.7	6.8～10.5
18～44	10.0	8.5～11.5	11.2	9.2～13.2	7.4	5.8～9.0
45～59	12.5	10.7～14.3	12.6	10.4～14.8	12.4	9.3～15.4
≥60	9.4	7.7～11.1	9.9	7.7～12.1	8.3	6.1～10.5
男性						
合计	10.1	8.6～11.6	11.3	9.3～13.3	7.5	5.6～9.4
18～44	11.2	9.4～13.0	12.9	10.5～15.3	7.5	5.5～9.5
45～59	9.6	8.3～11.0	10.2	8.5～11.9	8.3	6.0～10.6
≥60	6.5	4.9～8.1	6.5	4.4～8.6	6.5	4.5～8.5
女性						
合计	11.0	9.4～12.5	11.4	9.3～13.5	9.9	7.9～12.0
18～44	8.8	7.3～10.0	9.3	7.3～11.2	7.2	5.8～8.6
45～59	15.5	12.9～18.2	15.1	11.8～18.3	16.7	12.5～20.9
≥60	12.2	10.1～14.3	13.1	10.3～15.9	10.0	7.5～12.5

五、中国成人超重、肥胖状况（WHO 标准）

（一）中国成人超重率按性别、年龄、城乡分布

1. 中国成人超重率按性别、年龄分布　按照 WHO 成人超重和肥胖判定标准，中国 18 岁及以上成年居民超重率达到 27.1%，男性和女性的超重率分别为 27.8% 和 26.4%。18～29 岁、30～39 岁和 40～49 岁组男性超重率均高于同年龄组女性，50～59 岁、60～69 岁和 70 岁及以上女性超重率反超同年龄组男性。随着年龄的增长，超重率呈现先升高后下降的趋势，40～49 岁组男性的超重率最高，达到 33.1%，50～59 岁组女性的超重率最高，达到 35.6%（表2-33、表2-34、图2-15）。

表 2-33　中国成人超重率按性别和年龄分布

年龄/岁	合计/%		男性/%		女性/%	
	百分比	95%CI	百分比	95%CI	百分比	95%CI
合计	27.1	26.7~27.6	27.8	27.1~28.5	26.4	25.8~27.0
18~29	17.6	15.5~19.8	19.3	16.3~22.3	15.8	13.9~17.7
30~39	27.0	25.1~29.0	31.5	29.2~33.8	22.4	20.2~24.6
40~49	33.0	31.1~34.8	33.1	31.0~35.1	32.9	30.6~35.1
50~59	33.4	31.1~35.7	31.2	28.8~33.7	35.6	33.0~38.3
60~69	31.2	29.2~33.2	28.5	26.4~30.6	34.0	31.9~36.2
≥70	24.2	21.8~26.6	23.3	20.4~26.1	25.0	22.5~27.5

表 2-34　中国成人超重率按性别和年龄分布

年龄/岁	合计/%		男性/%		女性/%	
	百分比	95%CI	百分比	95%CI	百分比	95%CI
合计	27.1	26.7~27.6	27.8	27.1~28.5	26.4	25.8~27.0
18~44	23.8	22.0~25.6	26.3	24.1~28.4	21.2	19.4~23.0
45~59	33.9	31.7~36.0	32.0	29.7~34.3	35.7	33.3~38.1
≥60	28.3	26.2~30.4	26.4	24.2~28.7	30.1	28.0~32.2

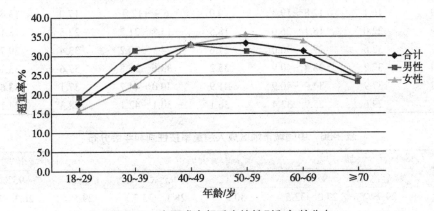

图 2-15　中国成人超重率按性别和年龄分布

2. 中国城市地区成人超重率按性别、年龄分布　按照 WHO 成人超重和肥胖判定标准，中国 18 岁及以上城市地区成年居民超重率达到 29.7%，男性和女性的超重率分别为 31.6% 和 27.8%。除 50~59 岁和 60~69 岁组为女性超重率高于同年龄组男性外，其余年龄组均为男性超重率高于同年龄组女性。

男性超重率表现为，大城市高于中小城市，分别为 35.2% 和 31.0%。大城市中，除 30~39 岁组成年男性的超重率低于中小城市同年龄组成年男性外，其余各年龄组男性的超重率均高于中小城市同年龄组成年男性。女性超重率表现为，大城市低于中小城市，分别为 26.4% 和 28.0%。大城市中，60~69 岁和 70 岁及以上组成年女性的超重率高于中小城市同年龄组成年女性，其余各年龄组成年女性的超重率均低于中小城市同年龄组成年女性（表 2-35、表 2-36、图 2-16、图 2-17）。

表 2-35 中国城市地区成人超重率按性别和年龄分布

年龄/岁	城市/%		大城市/%		中小城市/%	
	百分比	95%CI	百分比	95%CI	百分比	95%CI
合计	29.7	27.0~32.5	30.9	28.1~33.7	29.5	26.3~32.8
18~29	18.8	15.1~22.5	16.6	13.4~19.8	19.1	14.9~23.3
30~39	28.9	25.9~31.8	26.6	24.2~29.1	29.2	25.9~32.5
40~49	34.1	31.6~36.6	32.6	29.5~35.6	34.4	31.5~37.2
50~59	36.4	33.1~39.6	38.4	36.6~40.3	36.0	32.0~39.9
60~69	36.0	33.2~38.7	41.6	39.0~44.2	34.9	31.6~38.1
≥70	29.7	26.1~33.3	37.7	32.7~42.7	28.1	24.1~32.1
男性						
合计	31.6	28.6~34.6	35.2	32.3~38.0	31.0	27.5~34.5
18~29	21.3	16.2~26.4	22.7	18.3~27.2	21.1	15.3~26.9
30~39	35.6	32.8~38.4	34.2	31.0~37.4	35.8	32.6~39.0
40~49	35.5	32.7~38.4	37.3	32.7~41.8	35.3	32.1~38.5
50~59	35.6	32.1~39.2	41.6	38.9~44.3	34.4	30.1~38.6
60~69	34.0	31.0~37.0	41.4	37.8~45.0	32.7	29.3~36.1
≥70	29.8	25.7~33.9	39.6	34.5~44.7	27.8	23.1~32.4
女性						
合计	27.8	24.9~30.7	26.4	23.2~29.6	28.0	24.7~31.3
18~29	16.1	12.8~19.3	9.9	6.9~12.9	17.0	13.4~20.6
30~39	22.0	18.1~26.0	18.5	15.8~21.2	22.5	18.1~27.0
40~49	32.6	29.3~36.0	27.6	24.9~30.2	33.4	29.7~37.2
50~59	37.2	33.4~40.9	35.2	33.6~36.8	37.6	33.1~42.0
60~69	37.9	34.9~40.9	41.9	39.0~44.7	37.1	33.6~40.7
≥70	29.6	25.9~33.4	36.1	30.1~42.1	28.3	24.1~32.5

表 2-36 中国城市地区成人超重率按性别和年龄分布

年龄/岁	城市/%		大城市/%		中小城市/%	
	百分比	95%CI	百分比	95%CI	百分比	95%CI
合计	29.7	27.0~32.5	30.9	28.1~33.7	29.5	26.3~32.8
18~44	25.0	22.1~28.0	22.8	20.8~24.8	25.4	22.0~28.7
45~59	36.5	33.4~39.6	37.6	35.5~39.7	36.3	32.6~40.0
≥60	33.4	30.4~36.3	40.0	36.7~43.2	32.0	28.6~35.5
男性						
合计	31.6	28.6~34.6	35.2	32.3~38.0	31.0	27.5~34.5
18~44	29.1	25.8~32.4	29.4	26.8~31.9	29.1	25.3~32.9
45~59	36.0	32.8~39.3	41.0	38.4~43.5	35.1	31.1~39.0
≥60	32.4	29.1~35.6	40.6	36.8~44.5	30.8	27.0~34.5
女性						
合计	27.8	24.9~30.7	26.4	23.2~29.6	28.0	24.7~31.3
18~44	20.7	17.6~23.7	15.5	13.3~17.8	21.4	18.1~24.8
45~59	37.0	33.4~40.5	34.1	32.1~36.1	37.5	33.4~41.7
≥60	34.3	31.4~37.2	39.3	36.1~42.5	33.3	29.9~36.6

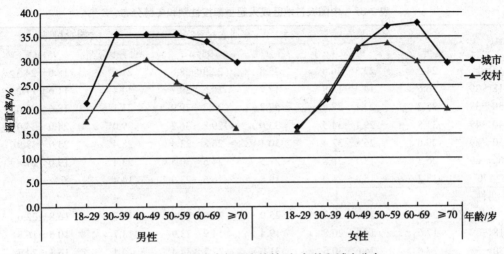

图 2-16　中国成人超重率按性别、年龄和城乡分布

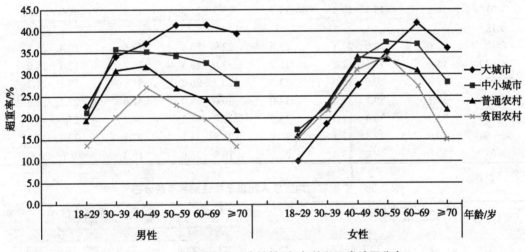

图 2-17　中国成人超重率按性别、年龄和四类地区分布

3. 中国农村地区成人超重率按性别、年龄分布　按照 WHO 成人超重和肥胖判定标准，中国 18 岁及以上农村地区成年居民超重率达到 24.5%，男性和女性的超重率分别为 24.0% 和 25.0%。普通农村除 18～29 岁和 30～39 岁组男性超重率高于同年龄组女性外，40～49 岁、50～59 岁、60～69 岁和 70 岁及以上男性超重率均低于同年龄组女性。贫困农村各年龄组均为女性超重率高于同年龄组男性。

男性超重率表现为，普通农村高于贫困农村，分别为 25.9% 和 19.7%，各年龄组男性的超重率均为普通农村高于贫困农村。女性超重率表现为，普通农村高于贫困农村，分别为 25.6% 和 23.6%，普通农村除 50～59 岁组成年女性的超重率低于贫困农村同年龄组成年女性外，其余各年龄组成年女性的超重率均高于贫困农村同年龄组成年女性（表 2-37、表 2-38）。

表 2-37 中国农村地区成人超重率按性别和年龄分布

年龄/岁	农村/%		普通农村/%		贫困农村/%	
	百分比	95%CI	百分比	95%CI	百分比	95%CI
合计	24.5	22.3~26.6	25.8	22.9~28.6	21.6	18.6~24.5
18~29	16.6	14.3~18.9	17.7	14.6~20.7	14.4	11.6~17.2
30~39	25.2	23.1~27.4	27.2	24.4~29.9	21.1	18.6~23.6
40~49	31.8	29.1~34.5	33.0	29.8~36.2	29.0	24.0~34.0
50~59	29.6	26.8~32.4	30.1	26.8~33.4	28.4	23.0~33.9
60~69	26.3	23.7~28.8	27.5	24.5~30.5	23.4	19.0~27.8
≥70	18.2	15.4~21.0	19.8	16.6~23.0	14.4	9.8~19.0
男性						
合计	24.0	21.7~26.3	25.9	22.8~29.0	19.7	16.8~22.6
18~29	17.6	14.4~20.8	19.4	14.9~23.9	13.7	10.6~16.8
30~39	27.6	24.6~30.6	31.0	27.7~34.4	20.4	16.1~24.7
40~49	30.5	27.4~33.6	32.0	28.4~35.5	27.1	20.7~33.5
50~59	25.8	22.9~28.6	26.9	23.4~30.4	23.0	18.2~27.7
60~69	22.8	20.1~25.5	24.2	20.9~27.5	19.5	15.0~24.0
≥70	16.2	13.1~19.3	17.3	13.3~21.3	13.5	9.4~17.5
女性						
合计	25.0	22.9~27.1	25.6	22.9~28.3	23.6	20.4~26.7
18~29	15.6	13.5~17.6	15.7	13.0~18.5	15.2	12.3~18.0
30~39	22.8	20.6~25.0	23.2	20.2~26.2	21.9	19.1~24.7
40~49	33.1	30.1~36.1	34.0	30.0~38.0	31.0	27.1~35.0
50~59	33.7	30.4~37.0	33.5	29.8~37.3	34.2	27.6~40.9
60~69	29.9	27.3~32.5	30.9	27.8~34.1	27.5	22.7~32.2
≥70	20.0	17.0~23.0	22.0	18.9~25.0	15.3	9.7~20.8

表 2-38 中国农村地区成人超重率按性别和年龄分布

年龄/岁	农村/%		普通农村/%		贫困农村/%	
	%	95%CI	%	95%CI	%	95%CI
合计	24.5	22.3~26.6	25.8	22.9~28.6	21.6	18.6~24.5
18~44	22.4	20.2~24.4	23.9	21.0~26.8	18.9	16.7~21.1
45~59	30.7	27.9~33.4	31.1	28.0~34.2	29.7	23.9~35.4
≥60	23.0	20.4~25.5	24.3	21.3~27.3	19.8	15.5~24.1
男性						
合计	24.0	21.7~26.3	25.9	22.8~29.0	19.7	16.8~22.6
18~44	23.7	21.2~26.2	26.2	22.8~29.6	18.3	15.8~20.8
45~59	27.2	24.3~30.1	28.0	24.7~31.3	25.3	19.2~31.4
≥60	20.2	17.6~22.9	21.5	18.3~24.8	17.2	13.0~21.3
女性						
合计	25.0	22.9~27.1	25.6	22.9~28.3	23.6	20.4~26.7
18~44	20.9	18.8~22.8	21.3	18.6~24.1	19.7	17.3~22.0
45~59	34.3	31.3~37.2	34.3	30.8~37.7	34.3	28.4~40.1
≥60	25.6	23.0~28.2	27.0	24.0~29.9	22.3	17.7~27.0

（二）中国成人肥胖率按性别、年龄、城乡分布（WHO标准）

1. 中国成人肥胖率按性别、年龄分布 按照 WHO 成人超重和肥胖判定标准，中国 18 岁及以上成年居民肥胖率达到 5.2%，男性和女性的肥胖率分别为 5.1% 和 5.2%。18~29 岁和 30~39 岁组男性肥胖率均高于同年龄组女性，40~49 岁、50~59 岁、60~69 岁和 70 岁及以上男性肥胖率低于同年龄组女性。随着年龄的增长，男性肥胖率呈现逐渐下降的趋势，18~29 岁组最高，达到 6.3%，70 岁及以上组最低，为 2.4%；女性肥胖率呈现先升高后下降的趋势，60~69 岁组女性的肥胖率最高，达到 7.7%（表 2-39、表 2-40、图 2-18）。

表 2-39 中国成人肥胖率按性别和年龄分布

年龄/岁	合计/%		男性/%		女性/%	
	百分比	95%CI	百分比	95%CI	百分比	95%CI
合计	5.2	4.9~5.4	5.1	4.7~5.5	5.2	5.0~5.5
18~29	4.9	4.1~5.7	6.3	4.9~7.6	3.5	2.7~4.3
30~39	5.3	4.2~6.4	5.9	4.7~7.1	4.6	3.4~5.9
40~49	5.5	4.7~6.2	5.3	4.4~6.1	5.7	4.9~6.6
50~59	5.5	4.7~6.2	3.9	3.3~4.5	7.1	6.0~8.1
60~69	5.5	4.6~6.3	3.3	2.7~3.9	7.7	6.5~8.9
≥70	3.9	3.1~4.7	2.4	1.8~3.0	5.2	4.0~6.4

表 2-40 中国成人肥胖率按性别和年龄分布

年龄/岁	合计/%		男性/%		女性/%	
	百分比	95%CI	百分比	95%CI	百分比	95%CI
合计	5.2	4.9~5.4	5.1	4.7~5.5	5.2	5.0~5.5
18~44	5.2	4.3~6.0	6.0	5.0~7.0	4.3	3.5~5.0
45~59	5.5	4.8~6.2	4.3	3.6~4.9	6.8	5.8~7.7
≥60	4.8	4.2~5.5	2.9	2.4~3.5	6.6	5.7~7.5

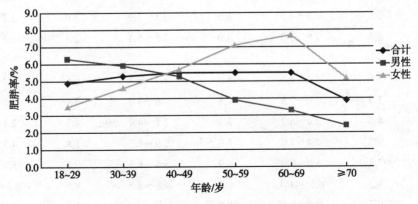

图 2-18 中国成人肥胖率按性别和年龄分布

2．中国城市地区成人肥胖率按性别、年龄分布　按照WHO成人超重和肥胖判定标准，中国18岁及以上城市地区成年居民肥胖率达到5.7%，男性和女性的肥胖率分别为5.9%和5.5%。大城市18～29岁、30～39岁和40～49岁组男性肥胖率均高于同年龄组女性，50～59岁、60～69岁和70岁及以上男性肥胖率低于同年龄组女性。中小城市18～29岁和30～39岁组男性肥胖率高于同年龄组女性，40～49岁、50～59岁、60～69岁和70岁及以上男性肥胖率低于同年龄组女性。

大城市和中小城市男性肥胖率分别为5.6%和5.9%。大城市中，除18～29岁、30～39岁和50～59岁组成年男性的肥胖率低于中小城市同年龄组成年男性外，其余各年龄组男性的肥胖率均为大城市高于中小城市。女性肥胖率表现为，大城市略低于中小城市，分别为5.0%和5.6%。大城市70岁以下各年龄组成年女性的肥胖率均低于中小城市同年龄组成年女性，而大城市70岁及以上老年女性的肥胖率高于中小城市同年龄组成年女性，即大城市女性肥胖率在70岁后反超中小城市（表2-41、表2-42、图2-19、图2-20）。

表2-41　中国城市地区成人肥胖率按性别和年龄分布

年龄/岁	城市/%		大城市/%		中小城市/%	
	百分比	95%CI	百分比	95%CI	百分比	95%CI
合计	5.7	4.6～6.8	5.3	4.2～6.4	5.7	4.5～7.0
18～29	5.8	4.4～7.1	4.5	2.3～6.7	5.9	4.4～7.5
30～39	5.4	3.5～7.4	4.6	3.6～5.6	5.6	3.4～7.7
40～49	5.7	4.6～6.8	5.6	4.2～7.0	5.8	4.5～7.0
50～59	6.0	4.9～7.0	5.7	4.3～7.0	6.0	4.8～7.3
60～69	5.9	4.7～7.2	5.7	4.2～7.2	6.0	4.6～7.4
≥70	4.7	3.6～5.9	6.4	4.8～8.0	4.4	3.0～5.7
男性						
合计	5.9	4.7～7.0	5.6	4.5～6.6	5.9	4.6～7.3
18～29	8.4	6.1～10.7	7.0	3.8～10.1	8.6	6.0～11.2
30～39	6.3	4.4～8.2	5.8	4.5～7.1	6.4	4.3～8.5
40～49	5.8	4.6～6.9	6.1	4.3～7.9	5.7	4.4～7.0
50～59	4.5	3.6～5.4	4.4	2.9～6.0	4.5	3.5～5.5
60～69	3.7	3.0～4.5	4.5	3.1～5.9	3.6	2.7～4.4
≥70	2.6	1.9～3.3	4.0	2.5～5.4	2.3	1.5～3.0
女性						
合计	5.5	4.4～6.5	5.0	3.7～6.3	5.6	4.3～6.8
18～29	2.9	2.0～3.8	1.8	0.6～3.0	3.1	2.1～4.0
30～39	4.5	2.4～6.7	3.3	2.1～4.4	4.7	2.3～7.1
40～49	5.7	4.4～7.0	5.0	3.9～6.2	5.8	4.3～7.3
50～59	7.4	5.9～9.0	6.9	5.6～8.3	7.5	5.7～9.4
60～69	8.2	6.3～10.1	6.7	4.8～8.7	8.5	6.3～10.7
≥70	6.6	4.7～8.4	8.5	6.4～10.6	6.2	4.0～8.3

表2-42　中国城市地区成人肥胖率按性别和年龄分布

年龄/岁	城市/%		大城市/%		中小城市/%	
	百分比	95%CI	百分比	95%CI	百分比	95%CI
合计	5.7	4.6~6.8	5.3	4.2~6.4	5.7	4.5~7.0
18~44	5.7	4.3~7.0	4.7	3.5~5.9	5.8	4.2~7.4
45~59	5.8	4.8~6.9	5.7	4.6~6.8	5.9	4.7~7.1
≥60	5.4	4.6~6.3	6.0	4.6~7.4	5.3	4.4~6.3
男性						
合计	5.9	4.7~7.0	5.6	4.5~6.6	5.9	4.6~7.3
18~44	7.2	5.6~8.8	6.5	5.0~7.9	7.3	5.5~9.1
45~59	4.8	3.8~5.8	4.9	3.5~6.2	4.8	3.7~6.0
≥60	3.3	2.7~3.9	4.3	3.1~5.4	3.1	2.4~3.7
女性						
合计	5.5	4.4~6.6	5.0	3.7~6.3	5.6	4.3~6.8
18~44	4.0	2.8~5.3	2.7	1.7~3.8	4.2	2.8~5.7
45~59	6.9	5.5~8.3	6.6	5.6~7.7	7.0	5.3~8.6
≥60	7.5	6.2~8.8	7.5	5.7~9.3	7.5	5.9~9.0

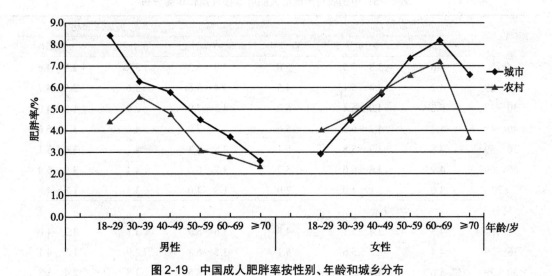

图2-19　中国成人肥胖率按性别、年龄和城乡分布

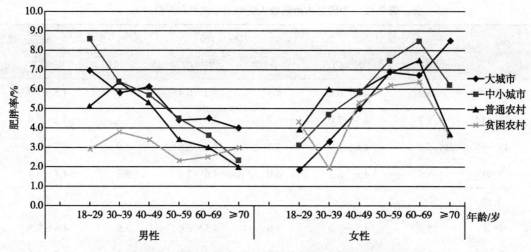

图 2-20 中国成人肥胖率按性别、年龄和四类地区分布

3. 中国农村地区成人肥胖率按性别、年龄分布 按照 WHO 成人超重和肥胖判定标准，中国 18 岁及以上农村地区成年居民肥胖率达到 4.6%，男性和女性的肥胖率分别为 4.3% 和 5.0%。普通农村 18~29 岁和 30~39 岁组男性肥胖率高于同年龄组女性，40~49 岁、50~59 岁、60~69 岁和 70 岁及以上男性肥胖率低于同年龄组女性。而贫困农村，除 30~39 岁组外，均为男性肥胖率低于同年龄组女性。

普通农村男性肥胖率高于贫困农村，分别为 4.8% 和 3.1%。普通农村中，除 70 岁及以上组成年男性的肥胖率低于贫困农村同年龄组成年男性外，其余各年龄组男性的肥胖率均为普通农村高于贫困农村。普通农村和贫困农村女性肥胖率分别为 5.3% 和 4.3%。普通农村中，除 18~29 岁组成年女性的肥胖率低于贫困农村同年龄组成年女性外，其余各年龄组成年女性的肥胖率均高于贫困农村同年龄组成年女性（表 2-43、表 2-44）。

表 2-43 中国农村地区成人肥胖率按性别和年龄分布

年龄 / 岁	农村 /%		普通农村 /%		贫困农村 /%	
	百分比	95%CI	百分比	95%CI	百分比	95%CI
合计	4.6	3.8~5.5	5.0	3.9~6.2	3.7	2.7~4.6
18~29	4.2	3.4~5.1	4.5	3.4~5.6	3.6	2.5~4.7
30~39	5.2	4.0~6.4	6.2	4.5~7.9	2.9	1.8~4.0
40~49	5.2	4.2~6.3	5.6	4.3~7.0	4.4	3.1~5.6
50~59	4.8	3.9~5.8	5.1	3.8~6.3	4.2	3.4~5.1
60~69	4.9	3.8~6.0	5.2	3.7~6.6	4.4	2.9~5.9
≥70	3.0	2.1~4.0	2.9	1.8~4.0	3.3	1.8~4.8
男性						
合计	4.3	3.4~5.1	4.8	3.6~5.9	3.1	2.2~4.0
18~29	4.4	3.2~5.6	5.1	3.5~6.8	2.9	1.7~4.1
30~39	5.6	4.2~7.1	6.4	4.4~8.5	3.8	2.4~5.3
40~49	4.8	3.6~5.9	5.3	3.8~6.8	3.4	2.2~4.7

年龄/岁	农村/%		普通农村/%		贫困农村/%	
	百分比	95%CI	百分比	95%CI	百分比	95%CI
50～59	3.1	2.3～3.8	3.4	2.4～4.4	2.3	1.6～3.1
60～69	2.8	1.9～3.7	3.0	1.7～4.2	2.5	1.5～3.4
≥70	2.3	1.2～3.3	2.0	0.8～3.1	3.0	0.9～5.1
女性						
合计	5.0	4.1～6.0	5.3	4.0～6.6	4.3	3.2～5.5
18～29	4.0	2.8～5.2	3.9	2.3～5.5	4.3	2.8～5.9
30～39	4.7	3.5～6.0	6.0	4.3～7.7	1.9	0.9～3.0
40～49	5.8	4.6～6.9	5.9	4.5～7.4	5.3	3.7～6.9
50～59	6.6	5.2～8.0	6.8	4.9～8.7	6.2	5.0～7.5
60～69	7.2	5.7～8.6	7.5	5.6～9.4	6.4	4.4～8.4
≥70	3.7	2.5～4.9	3.7	2.2～5.3	3.6	2.3～4.9

表 2-44 中国农村地区成人肥胖率按性别和年龄分布

年龄/岁	农村/%		普通农村/%		贫困农村/%	
	百分比	95%CI	百分比	95%CI	百分比	95%CI
合计	4.6	3.8～5.5	5.0	3.9～6.2	3.7	2.7～4.6
18～44	4.6	3.7～5.5	5.2	4.0～6.4	3.2	2.2～4.2
45～59	5.1	4.1～6.0	5.2	4.0～6.4	4.8	3.5～6.0
≥60	4.2	3.2～5.1	4.2	3.0～5.5	4.0	2.7～5.3
男性						
合计	4.3	3.4～5.1	4.8	3.6～5.9	3.1	2.2～4.0
18～44	4.9	3.9～6.0	5.7	4.3～7.2	3.2	2.1～4.3
45～59	3.6	2.8～4.3	3.8	2.8～4.7	3.1	2.0～4.2
≥60	2.6	1.7～3.5	2.6	1.4～3.8	2.7	1.5～3.9
女性						
合计	5.0	4.1～6.0	5.3	4.0～6.6	4.3	3.2～5.5
18～44	4.2	3.2～5.1	4.6	3.4～5.8	3.2	2.1～4.4
45～59	6.6	5.3～7.9	6.7	5.0～8.3	6.5	4.8～8.2
≥60	5.7	4.5～6.8	5.8	4.2～7.4	5.2	3.7～6.7

六、中国成人中心型肥胖状况

(一)中国成人中心型肥胖率按性别、年龄、城乡分布(中国标准)

1. 中国成人中心型肥胖率按性别、年龄分布 按照中国成人超重和肥胖判定标准,中国 18 岁及以上成年居民中心型肥胖率达到 25.7%,男性和女性的中心型肥胖率分别为 26.1% 和 25.4%。18～29 岁、30～39 岁和 40～49 岁组男性中心型肥胖率均高于同年龄组女性,而 50～59 岁、60～69 岁和 70 岁及以上组则为女性中心型肥胖率高于男性。随着年龄的增长,中心型肥胖率呈现先升高后下降的趋势,40～49 岁组男性的中心型肥胖率最高,达到 29.7%;60～69 岁组女性的中心型肥胖率最高,达到 41.3%(表 2-45、表 2-46、图 2-21)。

表 2-45 中国成人中心型肥胖率按性别和年龄分布

年龄/岁	合计 /%		男性 /%		女性 /%	
	百分比	95%CI	百分比	95%CI	百分比	95%CI
合计	25.7	23.7～27.7	26.1	23.8～28.3	25.4	23.4～27.3
18～29	16.2	14.1～18.2	19.7	16.6～22.7	12.4	10.6～14.1
30～39	23.3	21.1～25.6	28.4	25.5～31.3	18.0	15.9～20.1
40～49	28.6	26.6～30.7	29.7	27.3～32.1	27.5	25.3～29.6
50～59	33.0	30.3～35.7	29.0	26.4～31.6	37.1	33.8～40.3
60～69	33.7	31.1～36.4	26.4	23.7～29.1	41.3	38.5～44.1
≥70	30.4	27.4～33.3	24.1	21.1～27	35.8	32.5～39.1

表 2-46 中国成人中心型肥胖率按性别和年龄分布

年龄/岁	合计 /%		男性 /%		女性 /%	
	百分比	95%CI	百分比	95%CI	百分比	95%CI
合计	25.7	23.7～27.7	26.1	23.8～28.3	25.4	23.4～27.3
18～44	20.8	18.9～22.7	24.6	22.1～27.0	16.9	15.2～18.6
45～59	32.3	29.8～34.7	29.6	27.2～32.0	35.0	32.2～37.8
≥60	32.3	29.7～35.0	25.5	22.8～28.1	38.9	36.1～41.7

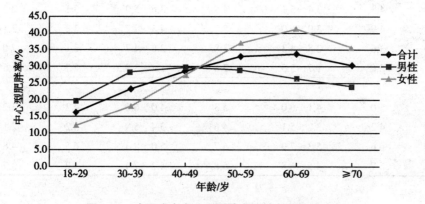

图 2-21 中国成人中心型肥胖率按性别和年龄分布

2. 中国城市地区成人中心型肥胖率按性别、年龄分布 按照中国成人超重和肥胖判定标准,中国 18 岁及以上城市地区成年居民中心型肥胖率达到 27.8%,男性和女性的中心型肥胖率分别为 29.8% 和 25.6%。大城市 18～29 岁、30～39 岁、40～49 岁和 50～59 岁组男性中心型肥胖率均高于同年龄组女性,60～69 岁和 70 岁及以上组中心型肥胖率为女性高于同年龄组男性。中小城市 18～29 岁、30～39 岁和 40～49 岁组男性中心型肥胖率高于同年龄组女性,50～59 岁、60～69 岁和 70 岁及以上组则为女性中心型肥胖率高于同年龄组男性。

大城市和中小城市男性肥胖率分别为 32.9% 和 29.3%。大城市中,30~39 岁组成年男性的中心型肥胖率低于中小城市同年龄组成年男性,其余年龄组成年男性的中心型肥胖率均为大城市高于中小城市。女性中心型肥胖率表现为,大城市略低于中小城市,分别为 25.0% 和 25.7%。大城市 60 岁以下各年龄组成年女性的中心型肥胖率均低于中小城市同年龄组成年女性,而大城市 60 岁及以上老年女性的中心型肥胖率均高于中小城市同年龄组成年女性,即大城市女性中心型肥胖率在 60 岁后反超中小城市(表 2-47、表 2-48、图 2-22、图 2-23)。

表 2-47　中国城市地区成人中心型肥胖率按性别和年龄分布

年龄 / 岁	城市 /%		大城市 /%		中小城市 /%	
	百分比	95%CI	百分比	95%CI	百分比	95%CI
合计	27.8	24.9~30.6	29.0	24.8~33.2	27.5	24.2~30.8
18~29	17.8	14.5~21.2	16.2	12.0~20.5	18.1	14.3~21.8
30~39	25.0	21.8~28.1	22.4	18.6~26.2	25.4	21.9~28.9
40~49	29.3	26.5~32.1	28.6	23.7~33.4	29.4	26.3~32.6
50~59	34.9	30.9~38.9	36.1	32.6~39.7	34.7	29.9~39.5
60~69	36.0	32.3~39.8	40.4	36.9~44.0	35.2	30.8~39.6
≥70	33.6	29.4~37.8	42.8	37.0~48.5	31.6	27.0~36.3
男性						
合计	29.8	26.6~33.1	32.9	28.2~37.5	29.3	25.6~33.0
18~29	22.7	17.8~27.5	22.8	17.4~28.2	22.6	17.1~28.2
30~39	32.9	29.3~36.5	29.7	25.3~34.2	33.4	29.3~37.4
40~49	32.3	28.6~36	35.2	28.7~41.7	31.8	27.6~36.0
50~59	33.4	29.5~37.3	38.5	33.9~43.2	32.3	27.7~36.9
60~69	29.9	25.9~33.9	38.0	33.0~43.0	28.5	23.9~33.1
≥70	28.4	24.0~32.8	39.4	32.3~46.6	26.1	21.3~30.9
女性						
合计	25.6	22.9~28.4	25.0	20.8~29.2	25.7	22.6~28.9
18~29	12.6	9.8~15.5	9.1	5.7~12.4	13.2	10.0~16.4
30~39	16.9	13.7~20.0	14.4	10.8~18.0	17.2	13.7~20.8
40~49	26.3	23.5~29.0	21.5	18.1~24.9	27.0	24.0~30.1
50~59	36.5	31.9~41.2	33.7	30.7~36.7	37.1	31.6~42.7
60~69	42.2	38.3~46.1	42.7	39.5~45.9	42.1	37.5~46.7
≥70	38.0	33.5~42.4	45.7	40.7~50.6	36.4	31.3~41.5

表 2-48　中国城市地区成人中心型肥胖率按性别和年龄分布

年龄 / 岁	城市 /%		大城市 /%		中小城市 /%	
	百分比	95%CI	百分比	95%CI	百分比	95%CI
合计	27.8	24.9~30.6	29.0	24.8~33.2	27.5	24.2~30.8
18~44	22.3	19.5~25.1	20.3	17.0~23.5	22.6	19.5~25.8
45~59	33.9	30.3~37.4	34.8	30.8~38.8	33.7	29.5~37.9
≥60	35.0	31.3~38.7	41.5	37.2~45.8	33.7	29.5~38.0

续表

年龄/岁	城市/%		大城市/%		中小城市/%	
	百分比	95%CI	百分比	95%CI	百分比	95%CI
男性						
合计	29.8	26.6~33.1	32.9	28.2~37.5	29.3	25.6~33.0
18~44	27.9	24.5~31.3	27.3	23.4~31.3	28.0	24.2~31.9
45~59	33.7	30.0~37.3	38.2	33.3~43.2	32.7	28.5~37.0
≥60	29.3	25.4~33.3	38.6	32.9~44.3	27.5	23.1~32.0
女性						
合计	25.6	22.9~28.4	25.0	20.8~29.2	25.7	22.6~28.9
18~44	16.5	13.8~19.1	12.6	9.7~15.6	17.0	14.1~19.9
45~59	34.1	30.2~38.0	31.3	27.9~34.6	34.7	30.1~39.3
≥60	40.3	36.6~44.1	44.0	40.5~47.6	39.6	35.2~44.0

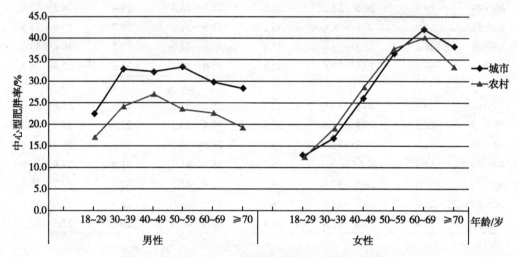

图 2-22　中国成人中心型肥胖率按性别、年龄和城乡分布

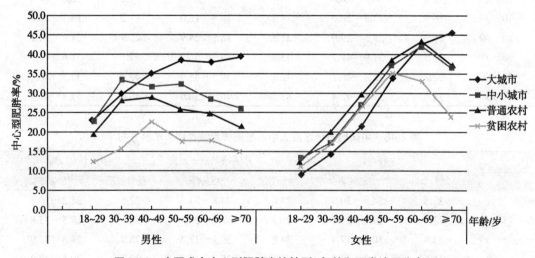

图 2-23　中国成人中心型肥胖率按性别、年龄和四类地区分布

3. 中国农村地区成人中心型肥胖率按性别、年龄分布 按照中国成人超重和肥胖判定标准,中国 18 岁及以上农村地区成年居民中心型肥胖率达到 23.6%,男性和女性的中心型肥胖率分别为 22.3% 和 25.1%。普通农村 18~29 岁和 30~39 岁组男性中心型肥胖率高于同年龄组女性,40~49 岁、50~59 岁、60~69 岁和 70 岁及以上均为女性中心型肥胖率高于同年龄组男性。贫困农村除 18~29 岁组为男性中心型肥胖率高于女性,其余年龄组均为女性高于同年龄组男性。

普通农村男性中心型肥胖率高于贫困农村,分别为 24.8% 和 16.6%,普通农村各年龄组男性中心型肥胖率均高于贫困农村同年龄组男性。普通农村女性中心型肥胖率高于贫困农村,分别为 26.5% 和 21.8%,普通农村各年龄组女性中心型肥胖率均高于贫困农村同年龄组女性(表 2-49、表 2-50)。

表 2-49　中国农村地区成人中心型肥胖率按性别和年龄分布

年龄 / 岁	农村 /%		普通农村 /%		贫困农村 /%	
	百分比	95%CI	百分比	95%CI	百分比	95%CI
合计	23.6	20.8~26.5	25.7	21.9~29.4	19.1	15.7~22.5
18~29	14.7	12.2~17.2	16.2	12.6~19.7	11.6	9.1~14.2
30~39	21.7	18.8~24.7	24.2	20.1~28.3	16.3	13.4~19.1
40~49	27.9	25.0~30.8	29.3	25.8~32.8	24.6	18.9~30.2
50~59	30.5	27.0~33.9	32.1	28.0~36.3	26.3	20.2~32.4
60~69	31.3	27.3~35.3	33.9	28.9~39.0	25.3	20.6~30.1
≥70	26.9	22.6~31.2	29.9	24.4~35.4	19.7	16.0~23.4
男性						
合计	22.3	19.4~25.2	24.8	20.8~28.9	16.6	13.3~19.8
18~29	17.0	13.5~20.6	19.4	14.3~24.5	12.1	9.3~14.9
30~39	24.2	20.5~27.9	28.2	23.0~33.3	15.8	12.1~19.5
40~49	27.1	23.9~30.3	29.0	25.4~32.7	22.7	16.2~29.3
50~59	23.5	20.6~26.4	25.8	22.2~29.5	17.7	13.5~21.9
60~69	22.7	18.9~26.5	24.8	19.9~29.8	17.8	13.9~21.8
≥70	19.4	15.2~23.5	21.2	15.6~26.8	15.0	11.1~18.9
女性						
合计	25.1	22.2~27.9	26.5	22.8~30.2	21.8	17.9~25.7
18~29	12.2	10.0~14.3	12.7	9.8~15.6	11.1	8.2~14.0
30~39	19.1	16.3~21.9	20.2	16.5~23.9	16.8	13.2~20.4
40~49	28.7	25.4~32.1	29.7	25.4~34.0	26.5	21.4~31.5
50~59	37.7	33.4~42.0	38.7	33.6~43.7	35.4	26.9~43.8
60~69	40.3	36.2~44.4	43.4	38.3~48.6	33.1	27.4~38.8
≥70	33.4	28.4~38.3	37.3	31.4~43.1	23.8	19.0~28.6

表2-50 中国农村地区成人中心型肥胖率按性别和年龄分布

年龄/岁	农村/%		普通农村/%		贫困农村/%	
	百分比	95%CI	百分比	95%CI	百分比	95%CI
合计	23.6	20.8~26.5	25.7	21.9~29.4	19.1	15.7~22.5
18~44	19.4	16.9~22.0	21.4	17.9~24.9	15.2	12.7~17.6
45~59	30.3	27.0~33.6	31.7	27.7~35.6	27.0	20.7~33.4
≥60	29.5	25.5~33.5	32.2	27.1~37.3	23.1	19.1~27.0
男性						
合计	22.3	19.4~25.2	24.8	20.8~28.9	16.6	13.3~19.8
18~44	21.5	18.3~24.7	24.4	20.0~28.9	15.2	12.1~18.2
45~59	24.8	22.0~27.6	26.7	23.3~30.0	20.2	14.7~25.7
≥60	21.4	17.6~25.2	23.4	18.4~28.4	16.8	13.1~20.4
女性						
合计	25.1	22.2~27.9	26.5	22.8~30.2	21.8	17.9~25.7
18~44	17.3	15.1~19.4	18.2	15.2~21.1	15.2	12.7~17.7
45~59	36.1	32.1~40.1	36.8	32.0~41.6	34.3	26.8~41.7
≥60	37.3	33.0~41.5	40.7	35.5~46.0	29.2	24.6~33.8

（二）中国成人中心型肥胖率按性别、年龄、城乡分布（IDF 标准）

1. 中国成人中心型肥胖率按性别、年龄分布　按照 IDF 关于中心型肥胖的判定标准，中国 18 岁及以上成年居民中心型肥胖率达到 34.4%，男性和女性的中心型肥胖率分别为 26.1% 和 42.9%。各年龄组女性中心型肥胖率均高于同年龄组男性。随着年龄的增长，中心型肥胖率呈现先升高后下降的趋势，40~49 岁组男性的中心型肥胖率最高，达到 29.7%，60~69 岁组女性的中心型肥胖率最高，达到 61.0%（表 2-51、表 2-52、图 2-24）。

表2-51 中国成人中心型肥胖率按性别和年龄分布

年龄/岁	合计/%		男性/%		女性/%	
	百分比	95%CI	百分比	95%CI	百分比	95%CI
合计	34.4	32.2~36.5	26.1	23.8~28.3	42.9	40.6~45.3
18~29	22.1	19.7~24.5	19.7	16.6~22.7	24.8	22.2~27.3
30~39	31.5	29.1~33.9	28.4	25.5~31.3	34.6	31.9~37.3
40~49	38.8	36.6~41.0	29.7	27.3~32.1	48.1	45.7~50.6
50~59	43.4	40.8~45.9	29.0	26.4~31.6	58.2	55.3~61.2
60~69	43.5	40.8~46.2	26.4	23.7~29.1	61.0	58.4~63.7
≥70	39.9	36.7~43.1	24.1	21.1~27.0	53.5	49.7~57.2

表 2-52 中国成人中心型肥胖率按性别和年龄分布

年龄 / 岁	合计 /%		男性 /%		女性 /%	
	百分比	95%CI	百分比	95%CI	百分比	95%CI
合计	34.4	32.2～36.5	26.1	23.8～28.3	42.9	40.6～45.3
18～44	28.3	26.2～30.4	24.6	22.1～27.0	32.3	30.0～34.5
45～59	42.8	40.4～45.2	29.6	27.2～32.0	56.4	53.7～59.2
≥60	42.0	39.3～44.7	25.5	22.8～28.1	57.7	54.9～60.6

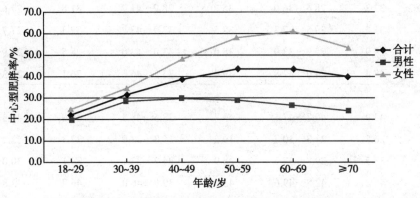

图 2-24 中国成人中心型肥胖率按性别和年龄分布

2. 中国城市地区成人中心型肥胖率按性别、年龄分布 按照 IDF 关于中心型肥胖的判定标准,中国 18 岁及以上城市地区成年居民中心型肥胖率达到 36.8%,男性和女性的中心型肥胖率分别为 29.8% 和 43.9%。大城市除 18～29 岁、30～39 岁组男性中心型肥胖率高于同年龄组女性外,其余年龄组均为女性中心型肥胖率高于同年龄组男性。中小城市各年龄组男性中心型肥胖率均低于同年龄组女性。

大城市和中小城市男性中心型肥胖率分别为 32.9% 和 29.3%。大城市中,30～39 岁组成年男性的中心型肥胖率低于中小城市同年龄组成年男性,其余年龄组成年男性的中心型肥胖率均为大城市高于中小城市。女性中心型肥胖率表现为,大城市略低于中小城市,分别为 43.4% 和 44.0%。大城市 60 岁以下各年龄组成年女性的中心型肥胖率均低于中小城市同年龄组成年女性,而大城市 60 岁及以上各年龄组老年女性的中心型肥胖率均高于中小城市同年龄组成年女性,即大城市女性中心型肥胖率在 60 岁后反超中小城市(表 2-53、表 2-54、图 2-25、图 2-26)。

表 2-53 中国城市地区成人中心型肥胖率按性别和年龄分布

年龄 / 岁	城市 /%		大城市 /%		中小城市 /%	
	百分比	95%CI	百分比	95%CI	百分比	95%CI
合计	36.8	33.8～39.8	38.0	33.5～42.6	36.6	33.1～40.0
18～29	24.4	20.3～28.4	21.1	16.8～25.4	24.9	20.3～29.4
30～39	33.2	30.0～36.3	29.4	25.3～33.4	33.8	30.3～37.2
40～49	39.2	36.1～42.2	39.0	34.4～43.6	39.2	35.7～42.6
50～59	45.6	41.8～49.3	47.3	43.5～51.0	45.2	40.8～49.6
60～69	47.0	43.3～50.7	52.7	49.1～56.2	45.9	41.6～50.2
≥70	43.9	39.4～48.3	54.0	48.6～59.3	41.7	36.7～46.8

续表

年龄/岁	城市/%		大城市/%		中小城市/%	
	百分比	95%CI	百分比	95%CI	百分比	95%CI
男性						
合计	29.8	26.6~33.1	32.9	28.2~37.5	29.3	25.6~33.0
18~29	22.7	17.8~27.5	22.8	17.4~28.2	22.6	17.1~28.2
30~39	32.9	29.3~36.5	29.7	25.3~34.2	33.4	29.3~37.4
40~49	32.3	28.6~36.0	35.2	28.7~41.7	31.8	27.6~36.0
50~59	33.4	29.5~37.3	38.5	33.9~43.2	32.3	27.7~36.9
60~69	29.9	25.9~33.9	38.0	33.0~43.0	28.5	23.9~33.1
≥70	28.4	24.0~32.8	39.4	32.3~46.6	26.1	21.3~30.9
女性						
合计	43.9	40.7~47.1	43.4	38.5~48.3	44.0	40.3~47.6
18~29	26.2	21.7~30.7	19.2	15.3~23.0	27.3	22.2~32.3
30~39	33.5	29.8~37.2	28.9	24.7~33.1	34.1	30.0~38.3
40~49	46.2	42.8~49.6	43.0	39.9~46.0	46.7	42.8~50.6
50~59	58.1	54.0~62.1	56.1	52.6~59.6	58.5	53.7~63.3
60~69	64.1	60.6~67.6	66.5	63.6~69.4	63.6	59.5~67.7
≥70	57.0	52.2~61.8	66.3	61.8~70.8	55.0	49.5~60.5

表2-54　中国城市地区成人中心型肥胖率按性别和年龄分布

年龄/岁	城市/%		大城市/%		中小城市/%	
	百分比	95%CI	百分比	95%CI	百分比	95%CI
合计	36.8	33.8~39.8	38.0	33.5~42.6	36.6	33.1~40.0
18~44	30.0	26.9~33.0	26.6	23.2~30.1	30.5	27.1~33.9
45~59	44.6	41.1~48.1	46.2	42.3~50.2	44.3	40.2~48.4
≥60	45.7	41.9~49.4	53.2	49.1~57.4	44.2	39.9~48.5
男性						
合计	29.8	26.6~33.1	32.9	28.2~37.5	29.3	25.6~33
18~44	27.9	24.5~31.3	27.3	23.4~31.3	28.0	24.2~31.9
45~59	33.7	30.0~37.3	38.2	33.3~43.2	32.7	28.5~37.0
≥60	29.3	25.4~33.3	38.6	32.9~44.3	27.5	23.1~32.0
女性						
合计	43.9	40.7~47.1	43.4	38.5~48.3	44.0	40.3~47.6
18~44	32.1	28.7~35.5	25.9	22.5~29.4	33.0	29.2~36.8
45~59	55.8	52.0~59.7	54.5	50.8~58.2	56.1	51.6~60.6
≥60	61.0	57.2~64.7	66.4	63.3~69.5	59.9	55.5~64.3

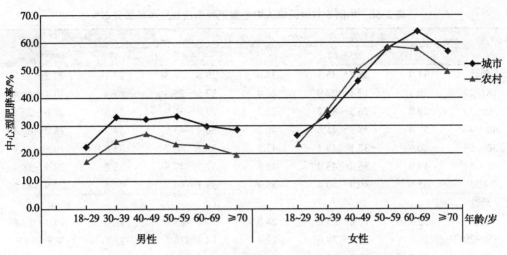

图 2-25　中国成人中心型肥胖率按性别、年龄和城乡分布

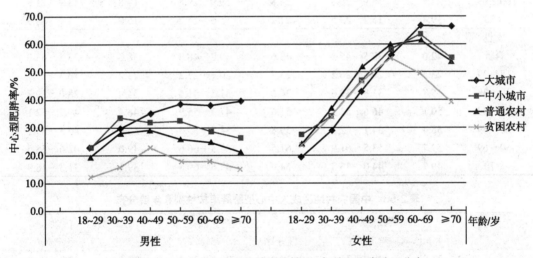

图 2-26　中国成人中心型肥胖率按性别、年龄和四类地区分布

3. 中国农村地区成人中心型肥胖率按性别、年龄分布　按照 IDF 关于中心型肥胖的判定标准，中国 18 岁及以上农村地区成年居民中心型肥胖率达到 31.9%，男性和女性的中心型肥胖率分别为 22.3% 和 42.0%。普通农村和贫困农村各年龄组男性的中心型肥胖率均低于同年龄组女性的中心型肥胖率。

普通农村男性中心型肥胖率高于贫困农村，分别为 24.8% 和 16.6%，普通农村各年龄组男性中心型肥胖率均高于贫困农村同年龄组男性。普通农村女性中心型肥胖率高于贫困农村，分别为 43.6% 和 38.2%，普通农村各年龄组女性中心型肥胖率均高于贫困农村同年龄组女性（表 2-55、表 2-56）。

表 2-55　中国农村地区成人中心型肥胖率按性别和年龄分布

年龄/岁	农村/%		普通农村/%		贫困农村/%	
	百分比	95%CI	百分比	95%CI	百分比	95%CI
合计	31.9	28.8～35.1	34.0	29.8～38.3	27.1	23.2～31.0
18～29	20.1	17.3～22.9	21.4	17.5～25.3	17.4	14.4～20.4
30～39	29.8	26.5～33.2	32.3	27.8～36.9	24.5	20.6～28.5
40～49	38.4	35.3～41.6	40.2	36.4～43.9	34.3	28.2～40.3
50～59	40.6	37.1～44.1	42.5	38.2～46.7	35.8	29.6～41.9
60～69	39.9	35.8～43.9	42.8	37.7～47.9	33.2	28.0～38.4
≥70	35.6	30.9～40.4	38.9	33.1～44.7	27.8	22.9～32.8
男性						
合计	22.3	19.4～25.2	24.8	20.8～28.9	16.6	13.3～19.8
18～29	17.0	13.5～20.6	19.4	14.3～24.5	12.1	9.3～14.9
30～39	24.2	20.5～27.9	28.2	23.0～33.3	15.8	12.1～19.5
40～49	27.1	23.9～30.3	29.0	25.4～32.7	22.7	16.2～29.3
50～59	23.5	20.6～26.4	25.8	22.2～29.5	17.7	13.5～21.9
60～69	22.7	18.9～26.5	24.8	19.9～29.8	17.8	13.9～21.8
≥70	19.4	15.2～23.5	21.2	15.6～26.8	15.0	11.1～18.9
女性						
合计	42.0	38.5～45.4	43.6	39.2～48.0	38.2	33.3～43.0
18～29	23.5	20.8～26.2	23.7	20.1～27.2	23.2	19.3～27.1
30～39	35.7	31.8～39.6	36.6	31.5～41.6	33.9	28.0～39.7
40～49	50.1	46.6～53.5	51.6	47.3～55.9	46.4	40.7～52.1
50～59	58.4	54.1～62.7	59.8	54.5～65.0	54.9	46.8～63.1
60～69	57.7	53.5～61.9	61.5	56.5～66.6	49.0	42.6～55.5
≥70	49.7	44.0～55.3	54.0	47.6～60.3	39.1	31.3～46.9

表 2-56　中国农村地区成人中心型肥胖率按性别和年龄分布

年龄/岁	农村/%		普通农村/%		贫困农村/%	
	百分比	95%CI	百分比	95%CI	百分比	95%CI
合计	31.9	28.8～35.1	34.0	29.8～38.3	27.1	23.2～31.0
18～44	26.8	23.9～29.7	28.8	24.8～32.7	22.5	19.4～25.6
45～59	40.6	37.2～44.1	42.2	38.1～46.3	36.7	30.0～43.4
≥60	38.1	34.0～42.2	41.1	36.1～46.2	31.0	26.6～35.4
男性						
合计	22.3	19.4～25.2	24.8	20.8～28.9	16.6	13.3～19.8
18～44	21.5	18.3～24.7	24.4	20.0～28.9	15.2	12.1～18.2
45～59	24.8	22.0～27.6	26.7	23.3～30.0	20.2	14.7～25.7
≥60	21.4	17.6～25.2	23.4	18.4～28.4	16.8	13.1～20.4
女性						
合计	42.0	38.5～45.4	43.6	39.2～48.0	38.2	33.3～43.0
18～44	32.4	29.5～35.4	33.3	29.4～37.2	30.5	26.5～34.5
45～59	57.1	53.2～61.0	58.3	53.8～62.8	54.1	46.3～61.9
≥60	54.2	49.8～58.6	58.2	53.0～63.4	44.9	39.3～50.4

七、中国成人超重肥胖十年变化

（一）中国成人超重率十年变化

中国 18 岁及以上成人超重率从 2002 年的 22.8% 上升到 2012 年的 30.1%，增幅为 32.0%。男性超重率从 23.0% 上升到 30.3%，女性也从 22.7% 上升到 29.9%。城市成年居民的超重率从 28.1% 上升到 32.4%，其中男性从 31.1% 上升到 33.8%，女性从 25.8% 上升到 30.9%。农村成年居民超重率从 20.6% 上升到 27.8%，其中男性从 19.6% 上升到 26.9%，女性从 21.4% 上升到 28.8%。

农村男性超重率增长幅度高于城市男性。农村男性各年龄段超重率全面上升，其中 45～59 岁组涨幅最高，为 42.0%。城市男性 45～59 岁组超重率增长 5.5%，18～44 岁和 60 岁及以上组超重率则呈现下降趋势。农村女性超重率增长幅度高于城市女性。农村女性各年龄段超重率全面上升，其中 60 岁及以上组涨幅最高，为 35.1%。2012 年农村 18～44 岁组女性超重率反超 2012 年同年龄组城市女性。城市女性超重率涨幅较小，18～44 岁、45～59 岁组和 60 岁及以上组超重率分别增长 4.7%、3.7% 和 1.1%（表 2-57、图 2-27、图 2-28）。

表 2-57　2010—2012 年和 2002 年中国成人的超重率比较（超重率单位：%）

年龄/岁	合计			城市小计			农村小计		
	2002	2010—2012	涨幅	2002	2010—2012	涨幅	2002	2010—2012	涨幅
合计									
18～44	22.6	26.4	16.8	26.6	27.5	3.4	20.8	25.4	22.1
45～59	29.0	36.9	27.2	37.4	39.1	4.5	25.8	34.3	32.9
≥60	24.3	31.9	31.3	37.2	36.6	−1.6	19.5	26.9	37.9
小计	22.8	30.1	32.0	28.1	32.4	15.3	20.6	27.8	35.0
男性									
18～44	23.6	27.8	17.8	30.8	30.4	−1.3	20.4	25.3	24.0
45～59	26.3	35.5	35.0	36.6	38.6	5.5	22.4	31.8	42.0
≥60	23.5	31.0	31.9	38.1	36.5	−4.2	18.1	25.3	39.8
小计	23.0	30.3	31.7	31.1	33.8	8.7	19.6	26.9	37.2
女性									
18～44	21.8	24.9	14.2	23.3	24.4	4.7	21.1	25.4	20.4
45～59	31.4	38.3	22.0	38.1	39.5	3.7	28.8	36.9	28.1
≥60	25.2	32.7	29.8	36.2	36.6	1.1	21.1	28.5	35.1
小计	22.7	29.9	31.7	25.8	30.9	19.8	21.4	28.8	34.6

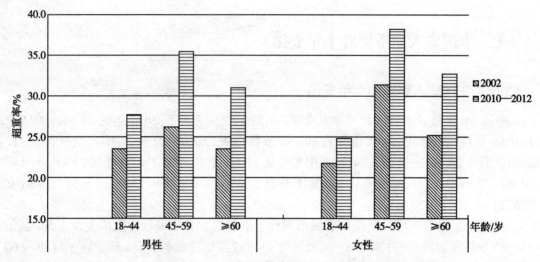

图 2-27 2010—2012 年和 2002 年中国成人超重率按性别和年龄比较

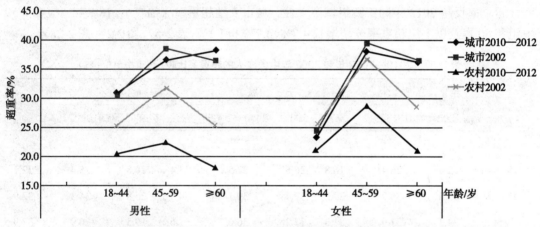

图 2-28 2010—2012 年和 2002 年中国成人超重率按性别、年龄和城乡比较

（二）中国成人肥胖率十年变化

中国成人肥胖率从 2002 年的 7.1% 上升到 2012 年的 11.9%，增幅为 67.6%。18～44 岁组相对涨幅最大，为 71.9%。45～59 岁和 60 岁及以上组涨幅分别为 36.3% 和 30.3%。2002—2012 年，男性肥胖率增幅高于女性，男性肥胖率从 6.6% 上升到 12.1%，而女性从 7.6% 上升到 11.7%，分别增长了 83.3% 和 53.9%。农村地区涨幅远超城市，分别为 75.0% 和 34.7%。城市成年居民的肥胖率从 9.8% 上升到 13.2%，其中男性从 10.3% 上升到 14.1%，女性从 9.5% 上升到 12.3%。农村成年居民肥胖率从 6.0% 上升到 10.5%，其中男性从 4.9% 上升到 10.1%，女性从 6.8% 上升到 11.0%。

农村男性肥胖率增长幅度高于城市男性。农村男性各年龄段肥胖率全面上升，其中 18～44 岁组涨幅最高，为 107.4%。城市 18～44 岁和 45～59 岁组男性肥胖率分别增长 49.5% 和 12.8%，60 岁及以上组则呈现肥胖率下降 16.5%。农村女性肥胖率增长幅度也高于城市女性。农村女性各年龄段肥胖率全面上升，其中18～44岁组涨幅最高，为49.2%。2012年农村18～44岁和45～59岁组女性肥胖率均接近2012年同年龄组城市女性。城市仅18～44岁组女性肥胖率上升，增长36.4%；45～59岁组和60岁及以上组超重率分别下降5.8%和13.6%（表2-58、图2-29、图2-30）。

表 2-58　2010—2012 年和 2002 年中国成人的肥胖率比较（中国标准）（肥胖率单位：%）

年龄/岁	合计			城市小计			农村小计		
	2002	2010—2012	涨幅	2002	2010—2012	涨幅	2002	2010—2012	涨幅
合计									
18～44 岁	6.4	11.0	71.9	8.1	12.1	49.4	5.7	10.0	75.4
45～59 岁	10.2	13.9	36.3	15.1	15.1	0.0	8.4	12.5	48.8
≥60 岁	8.9	11.6	30.3	16.0	13.6	−15.0	6.2	9.4	51.6
小计	7.1	11.9	67.6	9.8	13.2	34.7	6.0	10.5	75.0
男性									
18～44 岁	6.8	13.1	92.6	10.1	15.1	49.5	5.4	11.2	107.4
45～59 岁	7.2	12.1	68.1	12.5	14.1	12.8	5.2	9.6	84.6
≥60 岁	6.6	8.6	30.3	12.7	10.6	−16.5	4.3	6.5	51.2
小计	6.6	12.1	83.3	10.3	14.1	36.9	4.9	10.1	106.1
女性									
18～44 岁	6.1	8.8	44.3	6.6	9.0	36.4	5.9	8.8	49.2
45～59 岁	12.9	15.8	22.5	17.1	16.1	−5.8	11.3	15.5	37.2
≥60 岁	11.2	14.4	28.6	19.1	16.5	−13.6	8.3	12.2	47.0
小计	7.6	11.7	53.9	9.5	12.3	29.5	6.8	11.0	61.8

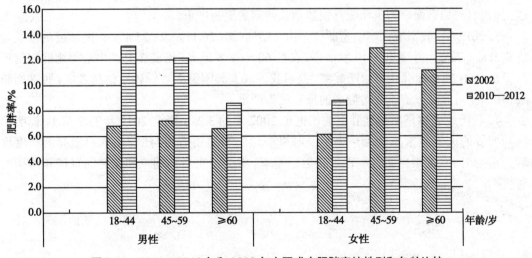

图 2-29　2010—2012 年和 2002 年中国成人肥胖率按性别和年龄比较

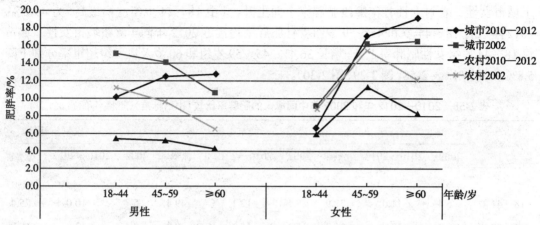

图2-30 2010—2012年和2002年中国成人肥胖率按性别、年龄和城乡比较

八、中国成人超重肥胖状况存在的主要问题

本次调查主要发现：

1. 2012年，我国成人超重率和肥胖率总体均呈现男性高于女性，城市高于农村，而且两者随年龄增长均表现为先升高后降低。我国成人超重率和肥胖率分别为30.1%（男：30.3%；女：29.9%）和11.9%（男：12.1%；女：11.7%）。城市居民的超重率和肥胖率分别为农村居民的1.2倍和1.3倍。在不同年龄段人群中，超重率最高的年龄段，男性为40~49岁，女性为50~59岁；肥胖率最高的年龄段，男性为30~39岁，女性为60~69岁，见表2-21、表2-27。由此可见，在不同性别和地区人群中，城市男性的超重率和肥胖率最高，成为超重肥胖重点防控人群；同时对于肥胖在男性低年龄段高发的现象要给予充足的重视。

2. 2002—2012年，十年间我国成人超重率增长的幅度分别为：城市4.3%（男：2.7%；女：5.1%），农村7.2%（男：7.3%；女：7.4%），农村高于城市；肥胖率增长幅度分别为：城市3.4%（男：3.8%；女：2.8%），农村4.5%（男：5.2%；女：4.2%），同样表现为农村高于城市。所以，我国农村成人面临超重和肥胖快速增长的问题更为严重。

3. 2012年，我国成人中心型肥胖率为25.7%（男：26.1%；女：25.4%）。随年龄的增长呈现先升高后降低，男性40~49岁最高，女性60~69岁最高，见表2-45。中心型肥胖率远远高于由BMI判断标准获得的肥胖率，提示我国成人腰围偏大者较体重偏高者多，腹部脂肪堆积严重，由此造成的肥胖对健康的损害更为严重。

4. 我国成人超重率与肥胖率的比值由2002年的3.2∶1降至2012年的2.5∶1，说明超重与肥胖的比例越来越接近。如不及时采取预防和控制措施，随着超重和肥胖的程度逐渐加重，如同欧美国家肥胖率已经接近超重率，将会严重增加超重和肥胖的直接和间接疾病负担。

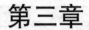

第三章

中国6~17岁儿童青少年超重肥胖

实际调查6~17岁儿童44 306名,剔除未参加体检者、基本信息不全者、身高和体重极值后,获得有效分析样本量为36 058名,腰围有效分析样本量为36 110名。

一、调查对象基本特征

(一)调查对象BMI分布特征

本报告分析了36 058名我国6~17岁儿童BMI数据,包括男童18 173名(50.4%),女童17 885名(49.6%)。城市儿童人数为17 986名,占49.9%,其中大城市7 944名,中小城市10 042名;农村儿童18 072名,占50.1%,其中普通农村11 348名,贫困农村6 724名。按年龄分组,各年龄段男童、女童比例基本一致(表3-1、表3-2)。

表3-1 BMI样本人群按性别、年龄分布(单位:人)

年龄/岁	全国合计			城市			农村		
	合计	男童	女童	小计	男童	女童	小计	男童	女童
合计	36 058	18 173	17 885	17 986	9 003	8 983	18 072	91 70	8 902
6	2 634	1 330	1 304	1 276	635	641	1 358	695	663
7	3 018	1 519	1 499	1 511	753	758	1 507	766	741
8	3 059	1 566	1 493	1 536	791	745	1 523	775	748
9	3 002	1 497	1 505	1 558	765	793	1 444	732	712
10	3 187	1 596	1 591	1 618	782	836	1 569	814	755
11	3 258	1 655	1 603	1 696	844	852	1 562	811	751
12	3 179	1 597	1 582	1 529	778	751	1 650	819	831
13	3 249	1 649	1 600	1 577	792	785	1 672	857	815
14	3 194	1 600	1 594	1 546	787	759	1 648	813	835
15	2 995	1 535	1 460	1 467	762	705	1 528	773	755
16	2 783	1 372	1 411	1 401	689	712	1 382	683	699
17	2 500	1 257	1 243	1 271	625	646	1 229	632	597

表3-2　BMI样本人群按性别、年龄、四类地区分布（单位：人）

年龄/岁	大城市			中小城市			普通农村			贫困农村		
	小计	男童	女童	小计	男童	女童	小计	男童	女童	小计	男童	女童
合计	7 944	3 970	3 974	10 042	5 033	5 009	11 348	5 760	5 588	6 724	3 410	3 314
6	577	294	283	699	341	358	881	452	429	477	243	234
7	681	341	340	830	412	418	980	479	501	527	287	240
8	720	379	341	816	412	404	984	502	482	539	273	266
9	689	337	352	869	428	441	932	479	453	512	253	259
10	722	354	368	896	428	468	994	512	482	575	302	273
11	710	352	358	986	492	494	997	506	491	565	305	260
12	662	332	330	867	446	421	1 018	531	487	632	288	344
13	668	334	334	909	458	451	998	510	488	674	347	327
14	670	335	335	876	452	424	989	492	497	659	321	338
15	659	341	318	808	421	387	893	460	433	635	313	322
16	645	306	339	756	383	373	883	433	450	499	250	249
17	541	265	276	730	360	370	799	404	395	430	228	202

（二）腰围样本人群分布

本报告分析了36 110名我国6~17岁儿童腰围数据，包括男童18 257名（50.6%），女童17 853名（49.4%）。城市儿童人数为18 055名，占50.0%，其中大城市7 917名，中小城市10 074名；农村儿童18 055名，占50.0%，其中普通农村11 301名，贫困农村6 818名。按年龄分组，各年龄段男童、女童比例基本一致（表3-3、表3-4）。

表3-3　腰围样本人群按性别、年龄分布（单位：人）

年龄/岁	全国合计			城市			农村		
	合计	男童	女童	小计	男童	女童	小计	男童	女童
合计	36 110	18 257	17 853	18 055	9 044	9 011	18 055	9 213	8 842
6	2 628	1 326	1 302	1 280	636	644	1 348	690	658
7	3 026	1 523	1 503	1 510	750	760	1 516	773	743
8	3 062	1 569	1 493	1 535	787	748	1 527	782	745
9	3 050	1 553	1 497	1 553	765	788	1 497	788	709
10	3 178	1 596	1 582	1 609	781	828	1 569	815	754
11	3 254	1 651	1 603	1 689	840	849	1 565	811	754
12	3 186	1 594	1 592	1 543	783	760	1 643	811	832
13	3 249	1 654	1 595	1 601	803	798	1 648	851	797
14	3 206	1 610	1 596	1 574	800	774	1 632	810	822
15	3 007	1 547	1 460	1 476	769	707	1 531	778	753
16	2 775	1 368	1 407	1 405	693	712	1 370	675	695
17	2 489	1 266	1 223	1 280	637	643	1 209	629	580

表3-4 腰围样本人群按性别、年龄、四类地区分布（单位：人）

年龄/岁	大城市			中小城市			普通农村			贫困农村		
	小计	男童	女童	小计	男童	女童	小计	男童	女童	小计	男童	女童
合计	7 917	3 953	3 964	10 074	5 059	5 015	11 301	5 762	5 539	6 818	3 483	3 335
6	585	298	287	695	338	357	865	445	420	483	245	238
7	681	338	343	829	412	417	982	484	498	534	289	245
8	719	374	345	816	413	403	980	505	475	547	277	270
9	679	335	344	874	430	444	934	488	446	563	300	263
10	710	350	360	899	431	468	987	510	477	582	305	277
11	701	347	354	987	493	494	994	505	489	572	306	266
12	658	328	330	873	447	426	1 020	528	492	635	291	344
13	665	331	334	910	459	451	998	513	485	676	351	325
14	674	337	337	879	456	423	989	493	496	664	324	340
15	655	338	317	817	427	390	900	467	433	635	315	320
16	642	306	336	763	387	376	867	422	445	503	253	250
17	548	271	277	732	366	366	785	402	383	424	227	197

二、中国6～17岁儿童青少年BMI水平

（一）中国6～17岁儿童青少年BMI水平按性别、年龄分布

2010—2012年我国6～17岁儿童BMI平均值、中位数随年龄增长逐渐增加，6～11岁男童BMI高于同年龄女童，12～17岁同年龄男童和女童的BMI基本一致。在相同性别、年龄中，城市儿童BMI平均值高于农村儿童（表3-5、表3-6、图3-1）。

表3-5 中国6～17岁儿童青少年BMI平均值及百分位数按性别、年龄分布（BMI单位：kg/m^2）

性别	年龄/岁	Mean	SD	P_5	P_{10}	P_{15}	P_{25}	P_{50}	P_{75}	P_{85}	P_{90}	P_{95}
男童	6	16.2	2.5	13.5	13.9	14.2	14.7	15.6	16.8	18.3	19.5	21.5
	7	16.3	2.5	13.5	14.0	14.2	14.7	15.7	17.1	18.4	19.6	21.4
	8	16.9	2.8	13.6	14.1	14.5	15.0	16.1	18.0	19.5	20.6	22.5
	9	17.4	3.1	13.8	14.4	14.7	15.3	16.6	18.9	20.8	21.7	23.3
	10	18.0	3.3	14.2	14.7	15.0	15.7	17.1	19.7	21.7	22.9	24.8
	11	18.6	3.5	14.4	14.9	15.4	16.0	17.7	20.4	22.2	23.6	25.4
	12	18.8	3.3	14.8	15.3	15.7	16.4	18.1	20.4	22.1	23.4	25.6
	13	19.2	3.3	15.0	15.8	16.3	17.0	18.5	20.7	22.4	23.9	26.2
	14	19.7	3.3	15.5	16.4	16.9	17.5	19.1	21.1	22.9	24.4	26.5
	15	20.0	3.1	16.1	16.8	17.3	18.0	19.4	21.4	23.0	24.1	26.6
	16	20.4	3.0	16.7	17.3	17.7	18.0	19.9	21.7	23.1	24.4	26.3
	17	20.7	3.0	16.7	17.5	18.0	18.7	20.1	22.0	23.4	24.5	26.9

续表

性别	年龄/岁	Mean	SD	P_5	P_{10}	P_{15}	P_{25}	P_{50}	P_{75}	P_{85}	P_{90}	P_{95}
女童	6	15.9	2.6	13.2	13.6	13.9	14.4	15.3	16.5	17.6	18.6	20.8
	7	15.8	2.4	13.2	13.6	13.9	14.4	15.4	16.6	17.5	18.6	20.0
	8	16.2	2.5	13.3	13.8	14.1	14.6	15.7	17.2	18.3	19.4	21.0
	9	16.6	2.5	13.5	14.1	14.4	15.0	16.0	17.8	19.0	20.0	21.4
	10	17.1	2.8	13.8	14.3	14.6	15.2	16.5	18.4	19.7	20.8	22.7
	11	17.8	2.9	14.2	14.7	15.1	15.7	17.2	19.2	20.5	21.6	23.5
	12	18.5	2.9	14.5	15.1	15.7	16.4	18.0	20.0	21.3	22.4	24.1
	13	19.1	2.9	15.2	16.0	16.4	17.2	18.7	20.6	21.8	22.9	24.6
	14	19.7	2.8	16.0	16.6	17.0	17.9	19.3	21.2	22.3	23.2	25.1
	15	20.2	2.8	16.5	17.2	17.6	18.4	19.8	21.6	22.8	23.7	25.3
	16	20.5	2.6	16.9	17.6	18.1	18.9	20.1	21.9	23.1	23.8	25.4
	17	20.7	2.7	17.0	17.6	18.1	18.9	20.4	22.1	23.3	24.0	25.8

表3-6　中国6~17岁儿童青少年BMI平均值及百分位数按性别、年龄、城乡分布（BMI单位：kg/m²）

城乡	性别	年龄/岁	Mean	SD	P_5	P_{10}	P_{15}	P_{25}	P_{50}	P_{75}	P_{85}	P_{90}	P_{95}
城市	男童	6	16.6	2.7	13.7	14.1	14.5	14.9	15.9	17.4	18.9	20.1	22.2
		7	16.5	2.5	13.8	14.1	14.3	14.9	15.8	17.4	18.8	20.1	21.9
		8	17.3	3.0	13.9	14.3	14.7	15.2	16.5	18.7	20.3	21.4	23.5
		9	17.8	3.0	14.3	14.7	15.0	15.6	16.9	19.4	21.3	22.1	23.6
		10	18.5	3.5	14.3	14.7	15.2	15.9	17.8	20.8	22.4	23.6	25.2
		11	19.2	3.6	14.6	15.2	15.6	16.5	18.5	21.4	23.0	24.2	25.6
		12	19.2	3.4	14.9	15.5	16.0	16.7	18.3	20.9	22.9	24.1	26.0
		13	19.7	3.4	15.2	16.1	16.5	17.4	19.0	21.4	23.1	24.8	27.2
		14	20.3	3.5	15.9	16.7	17.1	17.8	19.4	21.8	23.9	25.5	27.7
		15	20.6	3.3	16.6	17.2	17.5	18.3	19.8	22.3	23.8	25.2	27.5
		16	20.8	3.1	16.9	17.5	17.9	18.6	20.2	22.1	23.5	24.9	27.7
		17	20.9	3.1	16.7	17.5	18.1	18.8	20.4	22.6	23.9	25.0	27.2
	女童	6	16.2	3.0	13.2	13.7	14.1	14.4	15.5	16.7	17.9	19.3	21.9
		7	16.0	2.5	13.4	13.8	14.1	14.5	15.5	16.7	17.6	18.9	20.5
		8	16.3	2.4	13.4	13.9	14.3	14.8	15.8	17.4	18.6	19.4	20.7
		9	16.9	2.7	13.7	14.2	14.5	15.1	16.4	18.1	19.5	20.3	21.8
		10	17.3	2.8	13.8	14.3	14.6	15.3	16.6	18.7	19.8	21.0	22.7
		11	18.2	3.0	14.4	15.0	15.4	16.1	17.6	19.6	21.0	22.1	24.0
		12	18.8	3.0	14.8	15.4	16.0	16.7	18.3	20.4	21.8	23.1	24.8
		13	19.4	2.8	15.5	16.2	16.8	17.4	18.9	21.0	22.0	23.0	24.5
		14	19.9	3.0	16.1	16.6	17.1	17.9	19.5	21.5	22.7	23.8	25.6
		15	20.3	2.9	16.5	17.1	17.6	18.3	19.8	21.8	23.2	24.0	25.6
		16	20.7	2.7	17.0	17.6	18.1	18.9	20.2	22.2	23.3	24.1	26.0
		17	20.8	2.8	16.9	17.5	18.1	18.8	20.4	22.3	23.4	24.3	26.4
农村	男童	6	15.8	2.4	13.3	13.7	14.2	14.5	15.3	16.3	18.3	18.7	20.6
		7	16.0	2.4	13.4	13.8	14.2	14.5	15.5	16.8	18.4	18.9	20.6

续表

城乡	性别	年龄/岁	Mean	SD	P_5	P_{10}	P_{15}	P_{25}	P_{50}	P_{75}	P_{85}	P_{90}	P_{95}
		8	16.4	2.6	13.4	13.9	14.5	14.8	15.8	17.4	19.5	19.7	21.1
		9	17.0	3.1	13.6	14.1	14.7	15.0	16.2	18.3	20.8	21.2	22.8
		10	17.5	3.1	14.1	14.5	15.0	15.4	16.6	18.8	21.7	22.0	24.2
		11	17.9	3.3	14.2	14.7	15.4	15.7	17.1	19.2	22.2	22.3	24.8
		12	18.4	3.2	14.6	15.2	15.7	16.2	17.7	19.9	22.1	22.9	24.9
		13	18.8	3.1	14.9	15.6	16.3	16.8	18.0	20.1	22.4	23.2	25.3
		14	19.2	2.9	15.4	16.0	16.9	17.2	18.8	20.5	22.9	23.0	25.4
		15	19.4	2.7	15.8	16.5	17.3	17.7	18.9	20.6	23.0	22.8	24.7
		16	20.1	2.8	16.4	17.1	17.7	18.2	19.6	21.4	23.1	23.6	25.6
		17	20.4	2.9	16.7	17.4	18.0	18.6	20.0	21.6	23.4	23.7	25.9
	女童	6	15.6	2.2	13.0	13.5	13.9	14.2	15.1	16.4	17.6	18.2	19.6
		7	15.7	2.2	13.1	13.4	13.9	14.3	15.4	16.5	17.5	18.3	19.7
		8	16.1	2.5	13.1	13.6	14.1	14.5	15.6	17.0	18.3	19.2	21.1
		9	16.3	2.3	13.3	14.0	14.4	14.8	15.8	17.2	19.0	19.4	20.8
		10	16.9	2.7	13.9	14.3	14.6	15.1	16.3	18.1	19.7	20.5	22.8
		11	17.3	2.7	13.9	14.5	15.1	15.4	16.8	18.7	20.5	20.6	22.6
		12	18.2	2.8	14.4	14.9	15.7	16.2	17.7	19.6	21.3	22.0	23.6
		13	18.9	3.0	14.9	15.7	16.4	16.9	18.4	20.3	21.8	22.9	24.7
		14	19.5	2.7	15.8	16.5	17.0	17.9	19.1	20.9	22.3	22.8	24.7
		15	20.2	2.6	16.5	17.3	17.6	18.5	19.9	21.5	22.8	23.2	24.8
		16	20.4	2.5	16.9	17.5	18.1	18.9	20.1	21.6	23.1	23.5	25.0
		17	20.6	2.6	17.2	17.7	18.1	18.9	20.4	21.7	23.3	23.7	25.4

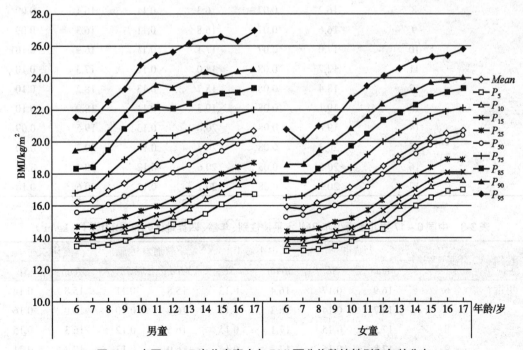

图3-1 中国6~17岁儿童青少年BMI百分位数按性别和年龄分布

（二）中国6～17岁儿童青少年BMI水平按性别、年龄、城乡分布（加权调整后）

经加权调整后，2010—2012年我国6～17岁儿童BMI平均值随年龄增长逐渐增加，6～11岁男童BMI高于同年龄女童，12～17岁同年龄男童和女童的BMI基本一致。在相同性别、年龄中，城市儿童BMI平均值高于农村儿童（表3-7、表3-8、图3-2、图3-3）。

表3-7　中国6～17岁儿童青少年BMI水平按性别、年龄、城乡分布（BMI单位：kg/m²）

性别	年龄/岁	全国合计		城市		农村	
		Mean	*SE*	*Mean*	*SE*	*Mean*	*SE*
男童	6	16.1	0.07	16.4	0.12	15.8	0.09
	7	16.2	0.07	16.4	0.11	16.0	0.08
	8	16.8	0.08	17.2	0.13	16.4	0.09
	9	17.4	0.09	17.7	0.13	17.0	0.11
	10	17.9	0.09	18.4	0.15	17.5	0.11
	11	18.5	0.09	19.0	0.14	18.0	0.12
	12	18.7	0.09	18.9	0.14	18.4	0.11
	13	19.2	0.09	19.5	0.13	18.8	0.11
	14	19.7	0.09	20.2	0.15	19.2	0.10
	15	19.8	0.08	20.3	0.13	19.4	0.10
	16	20.3	0.09	20.6	0.14	20.1	0.11
	17	20.6	0.09	20.8	0.15	20.4	0.11
女童	6	15.7	0.07	15.9	0.13	15.6	0.09
	7	15.7	0.06	15.8	0.10	15.7	0.08
	8	16.2	0.07	16.3	0.11	16.1	0.09
	9	16.6	0.07	16.8	0.11	16.3	0.09
	10	17.0	0.07	17.1	0.11	16.9	0.10
	11	17.7	0.08	18.0	0.12	17.3	0.10
	12	18.4	0.08	18.7	0.11	18.2	0.10
	13	19.1	0.08	19.3	0.11	18.9	0.10
	14	19.8	0.08	20.0	0.13	19.5	0.09
	15	20.3	0.08	20.3	0.13	20.2	0.10
	16	20.5	0.08	20.6	0.12	20.4	0.09
	17	20.7	0.08	20.7	0.13	20.6	0.10

表3-8　中国6～17岁儿童青少年BMI水平按性别、年龄、四类地区分布（BMI单位：kg/m²）

性别	年龄/岁	大城市		中小城市		普通农村		贫困农村	
		Mean	*SE*	*Mean*	*SE*	*Mean*	*SE*	*Mean*	*SE*
男童	6	16.9	0.17	16.4	0.13	15.8	0.11	15.8	0.14
	7	16.7	0.14	16.3	0.12	16.0	0.10	16.0	0.16
	8	17.5	0.15	17.1	0.15	16.5	0.12	16.3	0.15
	9	17.8	0.16	17.7	0.15	16.9	0.13	17.3	0.21

续表

性别	年龄/岁	大城市		中小城市		普通农村		贫困农村	
		Mean	*SE*	*Mean*	*SE*	*Mean*	*SE*	*Mean*	*SE*
	10	18.8	0.19	18.3	0.17	17.7	0.14	17.3	0.16
	11	19.6	0.19	18.9	0.16	18.2	0.16	17.5	0.16
	12	19.6	0.19	18.8	0.16	18.6	0.15	18.0	0.16
	13	20.0	0.20	19.4	0.15	19.0	0.14	18.5	0.15
	14	20.4	0.18	20.2	0.18	19.4	0.14	18.9	0.15
	15	21.2	0.18	20.1	0.15	19.7	0.13	19.0	0.13
	16	21.1	0.19	20.5	0.15	20.3	0.14	19.6	0.16
	17	21.1	0.19	20.8	0.17	20.5	0.15	20.2	0.17
女童	6	16.5	0.19	15.9	0.14	15.5	0.15	15.7	0.15
	7	16.3	0.15	15.7	0.11	15.7	0.10	15.6	0.13
	8	16.3	0.11	16.3	0.13	16.2	0.12	15.9	0.15
	9	17.1	0.15	16.8	0.12	16.2	0.10	16.4	0.16
	10	17.5	0.15	17.1	0.13	17.1	0.13	16.7	0.15
	11	18.5	0.15	17.9	0.14	17.5	0.13	17.0	0.15
	12	19.1	0.16	18.6	0.15	18.3	0.13	18.0	0.15
	13	19.5	0.16	19.2	0.13	18.9	0.13	19.0	0.16
	14	19.7	0.16	20.0	0.15	19.6	0.12	19.4	0.13
	15	20.3	0.16	20.3	0.15	20.4	0.13	19.9	0.13
	16	20.7	0.15	20.6	0.14	20.4	0.12	20.4	0.15
	17	20.9	0.17	20.7	0.15	20.6	0.13	20.6	0.17

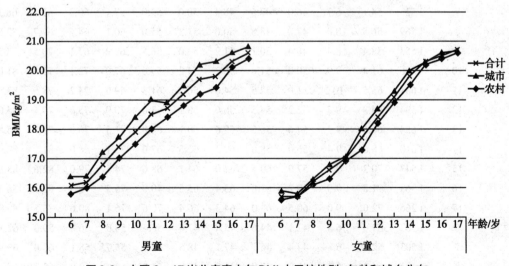

图3-2　中国6~17岁儿童青少年BMI水平按性别、年龄和城乡分布

65

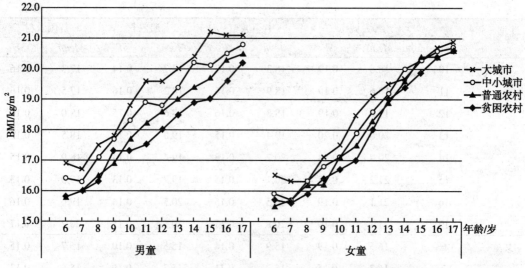

图 3-3 中国 6～17 岁儿童青少年 BMI 水平按性别、年龄和四类地区分布

三、中国 6～17 岁儿童青少年腰围水平

（一）中国 6～17 岁儿童青少年腰围平均值及百分位数按性别、年龄分布

2010—2012 年我国 6～17 岁儿童腰围平均值、中位数随年龄增长逐渐增加，6～11 岁男童腰围高于同年龄女童，12～17 岁男童腰围高于同年龄女童。相同性别、年龄，城市儿童腰围平均值高于农村儿童（表 3-9、表 3-10、图 3-4）。

表 3-9 中国 6～17 岁儿童青少年腰围平均值及百分位数按性别、年龄分布（腰围单位：cm）

性别	年龄/岁	人数	Mean	SD	P_5	P_{10}	P_{15}	P_{25}	P_{50}	P_{75}	P_{85}	P_{90}	P_{95}
男童	6	1 326	52.8	6.8	44.9	46.5	47.5	49.0	51.6	55.1	58.3	61.2	66.3
	7	1 523	54.1	6.7	46.0	47.5	48.4	50.0	53.0	57.1	60.3	62.5	68.1
	8	1 569	56.5	8.0	47.0	48.8	50.0	51.3	55.0	60.1	64.6	67.7	72.5
	9	1 553	58.4	8.4	48.4	50.1	51.2	53.0	56.5	62.2	67.1	70.5	75.3
	10	1 596	61.4	9.9	50.0	51.0	52.2	54.2	59.0	67.0	72.1	75.4	81.0
	11	1 651	63.5	10.2	51.0	52.5	54.0	56.2	61.3	69.0	74.2	78.5	83.5
	12	1 594	64.8	9.7	52.2	54.5	56.0	58.1	63.0	70.0	75.2	79.1	85.0
	13	1 654	66.6	9.7	54.6	56.5	58.0	60.1	64.8	71.5	76.0	79.7	85.8
	14	1 610	68.6	9.4	56.0	58.6	60.2	62.5	67.0	73.1	78.0	81.2	87.0
	15	1 547	70.2	9.6	57.9	60.5	62.0	64.1	68.6	74.5	79.0	82.6	88.5
	16	1 368	71.2	9.3	59.2	61.8	63.4	65.5	70.0	75.2	79.5	82.7	88.5
	17	1 266	72.0	9.0	60.5	63.0	64.3	66.4	70.6	76.1	80.0	83.5	89.0
女童	6	1 302	51.0	6.3	42.1	44.6	45.8	47.6	50.4	54.0	56.8	59.0	62.1
	7	1 503	52.5	6.1	44.4	46.1	47.1	48.5	52.0	55.7	58.1	60.0	63.9
	8	1 493	54.2	6.9	45.0	47.0	48.0	49.9	53.0	57.6	60.9	63.2	67.1

续表

性别	年龄/岁	人数	Mean	SD	P_5	P_{10}	P_{15}	P_{25}	P_{50}	P_{75}	P_{85}	P_{90}	P_{95}
	9	1 497	56.1	7.1	47.0	49.0	50.0	51.3	55.0	59.8	63.0	65.3	69.3
	10	1 582	58.2	7.8	48.4	50.0	51.0	52.9	56.8	62.1	65.4	68.5	73.6
	11	1 603	60.5	8.0	50.0	51.9	53.0	55.3	59.2	64.7	68.1	70.7	75.0
	12	1 592	62.4	8.0	50.3	52.8	54.3	57.0	61.5	67.2	70.3	73.0	77.0
	13	1 595	64.8	7.8	53.2	56.0	57.6	59.8	64.0	69.3	72.5	75.0	79.0
	14	1 596	66.1	7.7	54.8	57.0	59.1	61.3	65.5	70.6	73.7	75.6	79.1
	15	1 460	67.6	8.3	56.8	59.1	60.6	62.5	66.9	72.0	75.2	77.9	82.0
	16	1 407	68.2	7.3	58.0	60.0	61.5	63.3	67.3	72.0	75.1	77.2	81.8
	17	1 223	68.6	7.3	58.0	60.5	62.0	63.9	68.0	72.4	76.0	78.0	81.4

表3-10 中国6~17岁儿童青少年腰围平均值及百分位数按性别、年龄、城乡分布（腰围单位：cm）

城乡	性别	年龄/岁	人数	Mean	SD	P_5	P_{10}	P_{15}	P_{25}	P_{50}	P_{75}	P_{85}	P_{90}	P_{95}
城市	男童	6	636	53.9	7.4	43.5	47.0	48.0	49.9	52.6	57.0	60.4	63.3	68.5
		7	750	54.8	6.9	46.5	48.0	49.0	50.1	53.5	58.0	61.1	63.2	69.0
		8	787	57.6	8.3	47.1	49.0	50.2	52.0	56.0	62.0	66.2	69.2	74.0
		9	765	59.9	8.8	49.0	51.0	52.3	54.0	57.8	64.5	70.0	72.0	76.5
		10	781	62.8	10.5	49.7	51.0	52.5	55.2	61.0	69.3	74.0	77.8	83.2
		11	840	65.0	10.7	50.5	52.9	55.0	57.2	63.0	71.2	77.0	80.2	84.8
		12	775	66.1	10.1	53.0	55.1	56.5	59.0	64.0	71.2	77.3	81.0	85.6
		13	790	68.2	9.9	55.1	57.2	59.0	61.2	66.0	73.2	78.0	81.9	87.3
		14	793	70.1	10.0	57.4	59.9	61.4	63.4	68.0	75.0	80.0	84.0	89.0
		15	765	71.5	9.9	59.0	61.5	63.0	65.0	70.0	76.2	81.8	85.0	90.5
		16	693	72.7	10.2	60.4	62.5	64.0	66.2	70.7	77.0	82.0	86.0	94.0
		17	637	73.3	9.6	61.2	63.4	65.0	67.2	71.8	77.5	82.0	85.5	92.4
	女童	6	644	51.6	6.5	42.0	45.1	46.3	48.0	51.0	55.0	57.9	60.0	62.4
		7	760	52.7	5.9	45.0	46.2	47.4	49.0	52.1	55.7	58.0	60.0	63.5
		8	748	54.7	6.8	45.0	47.8	48.6	50.1	53.6	58.0	61.2	64.0	67.7
		9	788	56.9	7.4	47.6	49.1	50.0	52.0	55.8	60.4	64.0	66.8	70.2
		10	828	58.6	8.0	48.3	50.2	51.1	53.1	57.5	62.3	66.0	69.0	74.0
		11	848	61.4	8.4	50.0	52.4	54.1	56.0	60.0	65.6	69.0	72.1	77.8
		12	756	63.2	7.9	51.8	54.0	55.9	58.0	62.3	68.0	71.0	74.0	78.0
		13	785	65.3	7.6	55.0	56.8	58.0	60.0	64.4	69.6	73.0	75.3	79.2
		14	760	66.6	7.9	55.3	57.1	59.4	61.6	66.0	71.0	74.1	76.1	80.0
		15	707	67.7	9.0	57.0	59.1	60.4	62.5	67.0	72.4	75.2	78.3	83.0
		16	712	68.6	7.6	58.5	60.0	61.1	63.2	67.5	72.4	75.7	79.0	83.5
		17	643	68.6	7.4	58.6	60.5	62.0	63.8	68.0	73.0	76.3	78.0	81.0
农村	男童	6	690	51.9	6.0	45.1	46.3	47.2	48.5	51.0	53.7	56.5	58.2	63.7
		7	773	53.4	6.6	45.0	47.1	48.0	49.6	52.4	56.4	59.7	61.9	67.0
		8	782	55.4	7.4	46.6	48.1	49.5	50.7	54.1	58.5	62.4	66.0	70.0
		9	788	57.0	7.8	48.0	49.5	50.4	52.1	55.0	60.1	64.2	68.0	73.0

续表

城乡	性别	年龄/岁	人数	Mean	SD	P_5	P_{10}	P_{15}	P_{25}	P_{50}	P_{75}	P_{85}	P_{90}	P_{95}
		10	815	60.0	8.9	50.0	51.0	52.1	53.7	57.7	64.6	69.4	73.0	78.9
		11	811	61.8	9.3	51.0	52.3	53.5	55.5	59.8	66.0	70.5	74.5	81.2
		12	819	63.5	9.1	51.5	53.8	55.2	57.3	62.0	68.1	72.3	76.0	83.0
		13	864	65.1	9.3	53.0	56.0	57.1	59.1	63.2	69.4	74.2	77.3	83.0
		14	817	67.2	8.6	55.1	57.7	59.2	62.0	66.0	71.5	75.5	78.8	83.5
		15	782	68.9	9.0	56.4	59.4	61.0	63.5	67.9	72.5	76.3	80.0	85.5
		16	675	69.7	7.9	58.7	61.0	62.4	64.8	69.2	73.8	77.0	79.5	85.0
		17	629	70.6	8.2	59.1	62.2	63.7	65.5	70.0	74.2	78.0	81.0	87.0
	女童	6	658	50.5	6.1	42.3	44.1	45.2	47.0	49.8	53.1	55.5	58.0	62.1
		7	743	52.3	6.3	44.2	46.0	47.0	48.2	51.4	55.6	58.5	60.1	63.9
		8	745	53.6	6.9	44.6	46.5	47.5	49.3	52.4	57.0	60.5	62.8	66.7
		9	709	55.2	6.7	46.0	48.0	49.5	51.0	54.2	58.5	61.8	64.8	68.0
		10	754	57.8	7.7	48.5	49.9	50.7	52.5	56.1	61.7	65.0	68.2	73.4
		11	755	59.5	7.4	50.0	51.3	52.4	54.3	58.2	63.4	67.0	69.9	73.0
		12	836	61.6	8.1	50.0	52.0	53.2	56.0	60.5	66.9	70.0	72.5	76.0
		13	810	64.4	8.0	52.1	55.2	57.0	59.5	63.6	69.0	71.8	74.3	78.9
		14	836	65.7	7.5	54.1	57.0	59.0	61.2	65.4	70.2	73.0	75.1	78.5
		15	753	67.6	7.6	56.5	59.0	60.6	62.5	66.7	72.0	75.2	77.0	81.2
		16	695	67.8	7.0	57.2	60.1	61.7	63.5	67.2	71.5	74.5	76.4	80.0
		17	580	68.5	7.2	57.1	60.5	62.0	64.0	68.0	72.1	75.2	77.5	81.5

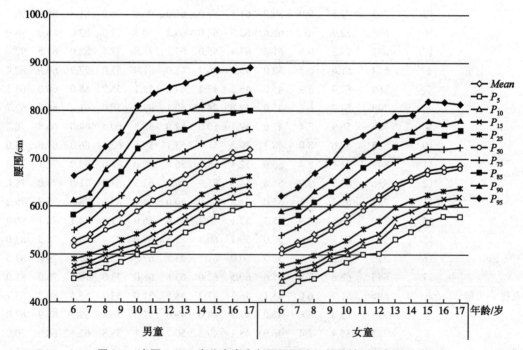

图3-4　中国6～17岁儿童青少年腰围百分位数按性别和年龄分布

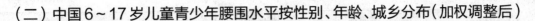

（二）中国6～17岁儿童青少年腰围水平按性别、年龄、城乡分布（加权调整后）

经加权调整后，2010—2012年我国6～17岁儿童腰围平均值随年龄增长逐渐增加，6～11岁男童腰围高于同年龄女童，12～17岁男童腰围高于同年龄女童。除7岁和17岁女童外在相同性别、年龄中，城市儿童腰围平均值高于农村儿童（表3-11、表3-12、图3-5、图3-6）。

表3-11　中国6～17岁儿童青少年腰围水平按性别、年龄、城乡分布（腰围单位：cm）

性别	年龄/岁	全国合计		城市		农村	
		Mean	SE	Mean	SE	Mean	SE
男童	6	52.6	0.2	53.3	0.3	52.0	0.2
	7	53.8	0.2	54.2	0.3	53.5	0.2
	8	56.2	0.2	56.9	0.3	55.5	0.3
	9	58.3	0.2	59.6	0.4	57.0	0.3
	10	61.1	0.3	62.1	0.4	60.1	0.3
	11	63.1	0.3	64.2	0.4	61.9	0.3
	12	64.5	0.3	65.5	0.4	63.6	0.3
	13	66.4	0.3	67.7	0.4	65.3	0.3
	14	68.5	0.3	69.7	0.4	67.4	0.3
	15	69.7	0.3	70.4	0.4	69.1	0.3
	16	70.7	0.3	71.8	0.4	69.8	0.3
	17	71.6	0.3	72.8	0.4	70.6	0.3
女童	6	50.6	0.2	50.7	0.3	50.5	0.2
	7	52.2	0.2	52.2	0.2	52.3	0.2
	8	54.0	0.2	54.4	0.3	53.6	0.2
	9	55.8	0.2	56.4	0.3	55.2	0.2
	10	58.0	0.2	58.1	0.3	57.8	0.3
	11	60.1	0.2	60.7	0.3	59.5	0.3
	12	62.2	0.2	62.6	0.3	61.7	0.3
	13	64.7	0.2	65.0	0.3	64.5	0.3
	14	66.0	0.2	66.2	0.3	65.9	0.3
	15	67.7	0.2	67.8	0.4	67.6	0.3
	16	68.0	0.2	68.3	0.3	67.8	0.3
	17	68.4	0.2	68.3	0.3	68.5	0.3

表3-12　中国6～17岁儿童青少年腰围水平按性别、年龄、四类地区分布（腰围单位：cm）

性别	年龄/岁	大城市		中小城市		普通农村		贫困农村	
		Mean	SE	Mean	SE	Mean	SE	Mean	SE
男童	6	54.7	0.5	53.1	0.4	52.5	0.3	50.8	0.4
	7	55.8	0.4	54.0	0.3	54.0	0.3	52.5	0.4
	8	58.6	0.5	56.7	0.4	56.2	0.4	54.0	0.4
	9	60.3	0.5	59.5	0.4	57.4	0.4	56.3	0.4

续表

性别	年龄/岁	大城市		中小城市		普通农村		贫困农村	
		Mean	SE	Mean	SE	Mean	SE	Mean	SE
	10	64.0	0.6	61.8	0.5	61.0	0.4	58.4	0.5
	11	66.7	0.6	63.8	0.5	63.1	0.4	59.7	0.4
	12	67.3	0.5	65.2	0.5	64.7	0.4	61.4	0.4
	13	69.1	0.6	67.4	0.4	66.3	0.4	63.4	0.4
	14	70.9	0.5	69.5	0.5	68.7	0.4	64.9	0.4
	15	73.4	0.5	70.0	0.5	69.9	0.4	67.3	0.5
	16	74.4	0.6	71.4	0.5	70.9	0.4	67.8	0.5
	17	74.3	0.6	72.6	0.5	70.7	0.4	70.5	0.5
女童	6	53.0	0.4	50.5	0.3	50.5	0.3	50.3	0.4
	7	53.4	0.3	52.0	0.3	52.6	0.3	51.6	0.4
	8	55.2	0.4	54.3	0.3	54.0	0.3	52.8	0.4
	9	57.9	0.4	56.1	0.3	55.4	0.3	54.7	0.4
	10	59.7	0.4	57.8	0.4	58.4	0.4	56.8	0.4
	11	62.9	0.5	60.3	0.4	60.0	0.3	58.4	0.4
	12	64.5	0.4	62.3	0.4	62.4	0.4	60.4	0.4
	13	65.8	0.4	64.8	0.4	65.0	0.3	63.4	0.5
	14	67.2	0.4	66.0	0.4	66.6	0.3	64.4	0.4
	15	67.7	0.5	67.8	0.4	67.7	0.4	67.4	0.5
	16	69.1	0.4	68.1	0.4	67.5	0.3	68.4	0.5
	17	69.2	0.4	68.2	0.4	68.3	0.4	68.9	0.5

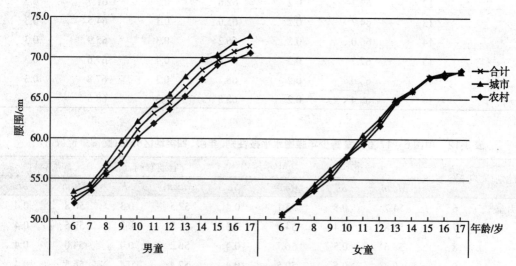

图3-5 中国6~17岁儿童青少年腰围水平按性别、年龄和城乡分布

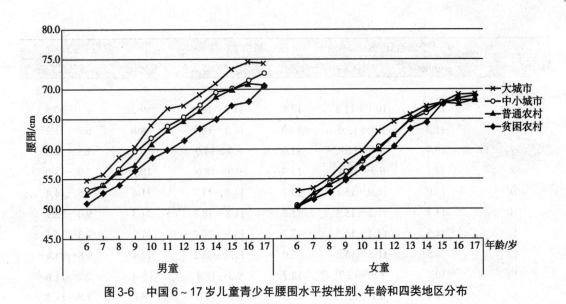

图3-6　中国6～17岁儿童青少年腰围水平按性别、年龄和四类地区分布

四、中国6～17岁儿童青少年超重、肥胖状况（中国标准）

（一）中国6～17岁儿童青少年超重率按性别、年龄、城乡分布

按照中国标准计算，我国6～17岁儿童青少年超重率为9.6%，其中男童为10.9%，女童为8.2%。城乡6～17岁儿童青少年超重率为男童高于女童，城市高于农村。城市6～17岁儿童青少年超重率为11.0%，其中城市男童超重率为12.8%，女童为9.0%。大城市儿童的超重率高于同性别同年龄组中小城市儿童。农村6～17岁儿童青少年超重率为8.4%，其中农村男童超重率为9.3%，女童为7.4%。普通农村儿童的超重率高于同性别同年龄组贫困农村儿童（表3-13、表3-14、表3-15、表3-16、图3-7、图3-8）。

表3-13　中国6～17岁儿童青少年超重率按性别、年龄、城乡分布

年龄/岁	全国合计/%		城市/%		农村/%	
	百分比	95%CI	百分比	95%CI	百分比	95%CI
合计	9.6	8.9～10.4	11.0	9.9～12.0	8.4	7.4～9.4
6	10.6	9.0～12.2	11.7	9.4～14.0	9.7	7.4～11.9
7	9.6	8.0～11.1	9.4	7.0～11.8	9.7	7.7～11.6
8	10.6	8.8～12.5	12.9	9.5～16.3	8.6	6.7～10.5
9	11.3	9.8～12.8	12.7	10.8～14.7	9.9	7.7～12.1
10	10.2	8.7～11.6	10.9	8.8～13.1	9.4	7.5～11.3
11	10.3	9.1～11.6	12.3	10.3～14.2	8.5	7.0～10.0
12	10.9	9.6～12.2	11.9	9.9～13.9	10.0	8.3～11.6
13	9.2	7.7～10.7	9.9	7.8～11.9	8.6	6.5～10.7
14	9.6	7.8～11.4	11.3	8.6～14.1	7.9	5.7～10.1
15	8.8	7.2～10.3	10.8	8.5～13.1	7.1	5.0～9.2
16	8.4	7.1～9.6	9.3	7.7～10.9	7.6	5.8～9.3
17	8.2	7.0～9.4	10.2	8.2～12.1	6.6	5.1～8.1

续表

年龄/岁	全国合计/%		城市/%		农村/%	
	百分比	95%CI	百分比	95%CI	百分比	95%CI
男童						
小计	10.9	10.1~11.8	12.8	11.6~14.0	9.3	8.1~10.5
6	11.2	9.4~13.0	14.0	11.3~16.7	8.8	6.3~11.2
7	10.4	8.4~12.4	11.0	8.0~14.0	9.9	7.3~12.5
8	12.1	9.7~14.4	13.9	9.9~18.0	10.5	7.9~13.0
9	13.0	10.9~15.1	14.7	11.8~17.7	11.4	8.5~14.4
10	13.3	11.2~15.3	15.3	11.8~18.7	11.3	9.0~13.7
11	14.5	12.4~16.5	17.3	13.9~20.7	11.7	9.3~14.1
12	13.5	11.5~15.5	15.0	11.7~18.2	12.1	9.8~14.4
13	10.8	8.9~12.7	12.3	9.3~15.4	9.4	7.2~11.6
14	10.4	8.1~12.7	12.3	8.6~16.0	8.6	5.8~11.3
15	8.9	6.8~10.9	11.0	7.9~14.2	7.1	4.5~9.8
16	8.1	6.4~9.8	8.3	6.0~10.7	7.9	5.5~10.3
17	8.5	6.7~10.2	11.2	8.4~14.1	6.2	4.2~8.2
女童						
小计	8.2	7.4~8.9	9.0	7.8~10.1	7.4	6.4~8.4
6	10.0	7.5~12.5	9.2	5.7~12.7	10.7	7.1~14.2
7	8.7	6.7~10.6	7.8	4.8~10.8	9.5	7.0~11.9
8	9.1	7.0~11.2	11.9	8.2~15.6	6.5	4.4~8.7
9	9.3	7.3~11.3	10.5	7.5~13.4	8.1	5.4~10.8
10	6.5	5.1~7.9	6.0	4.4~7.7	7.0	4.8~9.3
11	5.5	4.3~6.7	6.5	4.6~8.4	4.5	3.0~6.0
12	7.9	6.4~9.4	8.4	6.2~10.6	7.4	5.2~9.5
13	7.3	5.5~9.1	7.0	5.1~8.9	7.6	4.6~10.7
14	8.7	6.7~10.6	10.2	7.3~13.1	7.1	4.6~9.7
15	8.6	6.6~10.6	10.5	7.5~13.5	7.0	4.5~9.5
16	8.7	6.9~10.4	10.4	7.6~13.2	7.2	5.1~9.2
17	7.9	6.3~9.5	9.0	6.4~11.5	7.0	5.1~9.0

表3-14　中国6~17岁儿童青少年超重率按性别、年龄、四类地区分布

年龄/岁	大城市/%		中小城市/%		普通农村/%		贫困农村/%	
	百分比	95%CI	百分比	95%CI	百分比	95%CI	百分比	95%CI
合计	13.2	12.1~14.4	10.6	9.5~11.8	8.9	7.6~10.1	7.5	5.8~9.2
6	16.0	12.0~19.9	11.1	8.6~13.6	9.4	6.8~12.0	10.1	5.6~14.5
7	9.1	6.6~11.6	9.4	6.8~12.1	10.7	8.1~13.2	7.0	4.3~9.7
8	14.0	10.9~17.1	12.7	8.9~16.4	9.5	7.1~11.9	6.5	3.5~9.4

续表

年龄/岁	大城市/%		中小城市/%		普通农村/%		贫困农村/%	
	百分比	95%CI	百分比	95%CI	百分比	95%CI	百分比	95%CI
9	12.1	9.3～14.8	12.6	10.4～14.8	8.4	6.1～10.8	12.2	7.8～16.6
10	14.5	12.0～17.0	10.3	7.9～12.7	9.7	7.6～11.7	8.7	5.0～12.4
11	15.9	12.6～19.1	11.6	9.4～13.9	9.2	7.4～10.9	6.9	4.3～9.5
12	14.6	11.1～18.1	11.4	9.2～13.6	10.5	8.7～12.4	8.8	5.5～12.0
13	12.5	9.3～15.7	9.4	7.0～11.8	8.7	7.0～10.5	8.2	3.2～13.3
14	11.9	9.5～14.2	11.1	8.0～14.3	8.1	6.0～10.2	7.5	2.6～12.5
15	14.4	10.8～17.9	10.2	7.7～12.7	8.1	5.3～10.9	4.9	2.4～7.3
16	11.0	8.5～13.4	9.0	7.2～10.8	8.5	6.2～10.9	5.6	3.3～7.8
17	11.5	9.5～15.4	8.7	7.6～11.8	5.7	4.9～8.5	5.3	3.8～8.6
男童								
小计	16.4	15.0～17.9	12.3	10.9～13.7	10.0	8.5～11.5	7.8	5.8～9.8
6	18.2	12.7～23.6	13.5	10.5～16.4	8.6	5.5～11.7	8.9	5.0～12.8
7	11.4	8.4～14.5	10.9	7.6～14.2	11.6	8.1～15.1	5.5	3.0～8.1
8	16.6	13.0～20.2	13.5	9.1～18.1	11.6	8.3～14.8	8.0	4.4～11.6
9	14.8	10.2～19.3	14.5	11.3～17.8	9.6	6.4～12.8	14.2	8.6～19.9
10	20.1	15.2～24.9	14.4	10.5～18.2	11.7	8.8～14.5	10.5	6.3～14.7
11	22.7	17.5～27.9	16.4	12.6～20.2	12.7	10.1～15.4	9.5	5.0～14.0
12	18.7	14.0～23.3	14.3	10.6～18	12.9	10.2～15.7	10.3	6.2～14.5
13	14.4	10.2～18.6	11.9	8.5～15.4	10.2	7.4～13.0	7.7	4.2～11.3
14	15.8	11.5～20.1	11.6	7.5～15.7	9.1	5.8～12.4	7.4	2.4～12.4
15	18.5	13.6～23.4	9.9	6.4～13.3	8.1	4.7～11.5	4.8	1.0～8.5
16	11.6	7.6～15.5	7.7	5.1～10.3	9.4	6.2～12.7	4.8	2.2～7.4
17	12.7	9.2～18.0	9.7	7.6～13.6	5.7	4.2～9.0	4.3	1.9～8.5
女童								
小计	9.8	8.5～11.2	8.8	7.5～10.1	7.6	6.3～8.8	7.2	5.5～8.8
6	13.6	9.4～17.8	8.6	4.7～12.4	10.2	6.3～14.2	11.3	4.0～18.6
7	6.7	3.4～9.9	7.9	4.5～11.2	9.6	6.8～12.4	8.6	3.9～13.3
8	11.7	7.3～16.1	11.8	7.7～16.0	7.3	4.4～10.1	4.8	1.9～7.8
9	9.3	6.6～12.0	10.5	7.2～13.9	7.1	4.2～9.9	9.8	4.2～15.5
10	8.7	6.1～11.2	5.5	3.6～7.5	7.2	4.6～9.9	6.5	2.5～10.6
11	8.7	5.7～11.6	6.1	3.9～8.3	4.8	2.9～6.8	3.8	1.6～6.0
12	10.3	6.1～14.5	8.0	5.6～10.4	7.6	4.9～10.3	6.9	3.2～10.6
13	10.5	6.5～14.5	6.4	4.3～8.5	7.0	4.7～9.2	8.9	1.3～16.5
14	7.8	5.0～10.5	10.6	7.2～13.9	6.8	4.3～9.4	7.7	2.2～13.2
15	9.7	4.9～14.6	10.5	7.2～13.8	8.0	4.6～11.5	5.0	2.4～7.6
16	10.3	7.3～13.2	10.4	7.2～13.6	7.5	4.8～10.2	6.4	3.5～9.3
17	11.2	8.1～14.3	8.6	5.8～11.5	6.8	4.4～9.3	7.4	4.1～10.7

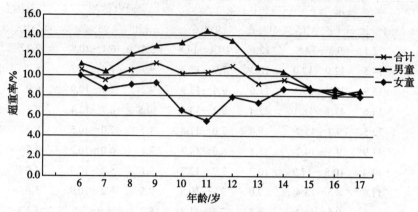

图 3-7 中国 6～17 岁儿童青少年超重率按性别和年龄分布

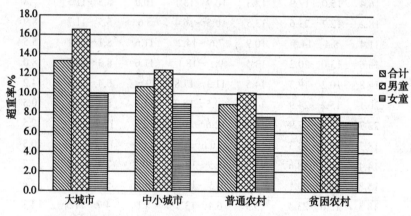

图 3-8 中国 6～17 岁儿童青少年超重率按性别和四类地区比较

表 3-15 中国 6～17 岁儿童青少年超重率按性别、年龄组、城乡分布

年龄 / 岁	全国合计 /%		城市 /%		农村 /%	
	百分比	95%CI	百分比	95%CI	百分比	95%CI
合计	9.6	8.9～10.4	11.0	9.9～12.0	8.4	7.4～9.4
6～11	10.3	9.4～11.3	11.6	10.2～13.0	9.2	7.9～10.4
12～17	9.0	8.2～9.9	10.4	9.2～11.7	7.8	6.6～8.9
男童						
小计	10.9	10.1～11.8	12.8	11.6～14.0	9.3	8.1～10.5
6～11	12.3	11.2～13.4	14.3	12.6～16.0	10.5	9.0～11.9
12～17	9.8	8.7～10.8	11.4	9.9～13.0	8.3	6.9～9.6
女童						
小计	8.2	7.4～8.9	9.0	7.8～10.1	7.4	6.4～8.4
6～11	8.1	7.1～9.1	8.6	7.1～10.0	7.7	6.3～9.1
12～17	8.2	7.2～9.1	9.3	7.8～10.7	7.2	5.9～8.5

表3-16 中国6～17岁儿童青少年超重率按性别、年龄组、四类地区分布

年龄/岁	大城市/%		中小城市/%		普通农村/%		贫困农村/%	
	百分比	95%CI	百分比	95%CI	百分比	95%CI	百分比	95%CI
合计	13.2	11.9～14.5	10.6	9.5～11.8	8.9	7.6～10.1	7.5	5.8～9.2
6～11	13.7	12.0～15.3	11.3	9.7～12.8	9.5	8.0～11.0	8.5	6.2～10.8
12～17	12.8	10.9～14.3	10.1	8.7～11.6	8.3	6.9～9.7	6.7	4.6～8.8
男童								
小计	16.4	14.8～18.1	12.3	10.9～13.7	10.0	8.5～11.5	7.8	5.8～9.8
6～11	17.8	15.5～19.9	13.9	11.9～15.8	11.0	9.3～12.7	9.5	6.9～12.1
12～17	15.4	13.1～17.9	10.9	9.2～12.6	9.2	7.5～10.9	6.5	4.4～8.6
女童								
小计	9.8	8.3～11.1	8.8	7.5～10.2	7.6	6.3～8.8	7.2	5.5～8.8
6～11	9.7	8.0～11.2	8.4	6.7～10.1	7.8	6.2～9.4	7.4	4.8～10.1
12～17	10.0	7.9～11.8	9.2	7.6～10.9	7.3	5.9～8.8	6.9	4.5～9.3

（二）中国6～17岁儿童青少年肥胖率按性别、年龄、城乡分布

按照中国标准计算，我国6～17岁儿童青少年肥胖率为6.4%，其中男童为7.8%，女童为4.8%。城乡6～17岁儿童青少年肥胖率为男童高于女童，城市高于农村。城市6～17岁儿童青少年肥胖率为7.7%，其中城市男童肥胖率为9.7%，女童为5.5%。大城市儿童的肥胖率高于同性别中小城市儿童。农村6～17岁儿童青少年肥胖率为5.2%，其中农村男童肥胖率为6.2%，女童为4.1%。普通农村儿童的肥胖率高于同性别贫困农村儿童（表3-17、表3-18、表3-19、表3-20、图3-9、图3-10）。

表3-17 中国6～17岁儿童青少年肥胖率按性别、年龄、城乡分布

年龄/岁	全国合计/%		城市/%		农村/%	
	百分比	95%CI	百分比	95%CI	百分比	95%CI
合计	6.4	5.6～7.2	7.7	6.3～9.2	5.2	4.3～6.0
6	9.3	7.5～11.1	11.0	7.9～14.1	7.7	5.8～9.7
7	8.8	7.1～10.6	9.8	7.0～12.6	8.0	5.8～10.2
8	9.3	7.7～11.0	10.9	8.1～13.8	7.9	6.2～9.6
9	8.4	7.1～9.8	10.0	8.2～11.9	6.9	5.0～8.8
10	9.0	7.5～10.4	10.2	7.9～12.6	7.7	5.9～9.5
11	7.6	6.4～8.7	9.7	7.9～11.4	5.5	4.0～7.0
12	5.6	4.4～6.9	6.8	4.7～8.9	4.5	3.1～5.9
13	4.6	3.5～5.6	5.2	3.4～7.0	4.0	2.9～5.1
14	4.3	3.3～5.3	6.0	4.3～7.7	2.6	1.8～3.4
15	3.4	2.5～4.3	4.7	3.2～6.2	2.3	1.3～3.4
16	2.7	1.8～3.5	3.5	2.0～5.1	2.0	1.2～2.8
17	2.9	2.0～3.7	3.3	1.8～4.8	2.5	1.6～3.4

续表

年龄/岁	全国合计/%		城市/%		农村/%	
	百分比	95%CI	百分比	95%CI	百分比	95%CI
男童						
小计	7.8	6.8~8.9	9.7	7.9~11.6	6.2	5.1~7.3
6	12.0	9.2~14.7	14.0	9.3~18.7	10.2	7.1~13.3
7	9.5	7.4~11.6	11.3	7.7~14.8	8.0	5.6~10.4
8	10.6	8.3~12.9	13.7	9.5~17.9	7.8	5.6~10.1
9	11.2	9.2~13.3	13.3	10.8~15.8	9.3	6.1~12.4
10	11.1	9.1~13.1	13.5	10.5~16.5	8.8	6.2~11.3
11	9.5	7.9~11.1	12.1	9.8~14.4	7.0	4.8~9.2
12	6.7	5.1~8.3	7.8	5.2~10.3	5.7	3.6~7.7
13	5.7	4.2~7.1	6.7	4.3~9.1	4.7	3.0~6.4
14	5.4	4.0~6.8	7.9	5.5~10.4	3.0	1.8~4.3
15	3.8	2.7~4.8	5.6	3.6~7.6	2.2	1.2~3.3
16	3.5	2.1~4.9	4.5	2.0~7.0	2.7	1.3~4.1
17	3.4	2.2~4.6	3.6	1.5~5.7	3.2	1.8~4.6
女童						
小计	4.8	4.1~5.4	5.5	4.4~6.6	4.1	3.3~4.8
6	6.3	4.6~8.0	7.8	4.8~10.7	5.0	3.2~6.9
7	8.1	6.1~10.1	8.2	5.1~11.3	8.0	5.4~10.6
8	8.0	6.1~9.9	8.1	5.0~11.2	7.9	5.7~10.1
9	5.3	3.8~6.7	6.4	3.9~8.8	4.2	2.6~5.7
10	6.5	5.0~8.0	6.6	4.4~8.7	6.4	4.3~8.5
11	5.3	3.9~6.8	6.9	4.6~9.2	3.7	2.0~5.5
12	4.4	3.0~5.8	5.8	3.4~8.1	3.1	1.6~4.5
13	3.3	2.3~4.3	3.5	2.0~5.1	3.1	1.9~4.3
14	3.0	1.9~4.1	3.9	2.0~5.8	2.1	1.1~3.2
15	3.0	1.9~4.1	3.6	1.8~5.4	2.5	1.1~3.8
16	1.7	1.0~2.5	2.4	1.0~3.8	1.2	0.4~1.9
17	2.2	1.4~3.1	2.9	1.5~4.3	1.7	0.7~2.6

表3-18 中国6~17岁儿童青少年肥胖率按性别、年龄、四类地区分布

年龄/岁	大城市/%		中小城市/%		普通农村/%		贫困农村/%	
	百分比	95%CI	百分比	95%CI	百分比	95%CI	百分比	95%CI
合计	8.9	7.7~10.1	7.6	5.9~9.3	5.6	4.5~6.7	4.3	3.0~5.6
6	15.3	9.3~21.3	10.6	7.2~14.0	7.5	5.1~9.9	8.3	4.8~11.7
7	14.8	10.4~19.2	9.2	6.1~12.3	7.8	5.1~10.5	9.1	5.3~12.9
8	11.2	8.2~14.2	10.9	7.6~14.1	7.8	5.9~9.7	8.1	4.4~11.7
9	12.5	9.4~15.6	9.9	7.7~12.2	5.9	4.0~7.9	10.5	4.9~16.1
10	11.1	8.5~13.6	10.3	7.5~13.1	9.1	6.7~11.6	5.4	3.2~7.5
11	11.8	8.7~14.9	9.5	7.5~11.5	7.4	5.2~9.5	2.6	1.2~4.1

续表

年龄/岁	大城市/%		中小城市/%		普通农村/%		贫困农村/%	
	百分比	95%CI	百分比	95%CI	百分比	95%CI	百分比	95%CI
12	7.5	5.4～9.5	7.0	4.3～9.8	5.6	3.6～7.6	2.9	1.5～4.3
13	6.1	3.8～8.3	5.1	3.0～7.3	4.5	3.1～5.9	3.3	1.7～4.8
14	5.0	3.6～6.3	6.8	4.6～9.0	3.5	2.4～4.6	1.9	0.4～3.4
15	6.0	3.7～8.3	5.4	3.2～7.7	4.3	2.5～6.1	1.1	0.4～1.9
16	6.3	4.2～8.4	4.3	2.2～6.3	2.7	1.5～3.8	1.4	0.3～2.5
17	4.3	2.2～6.5	4.2	2.2～6.1	3.4	2.2～4.6	1.4	0.0～3.0
男童								
小计	11.6	9.9～13.3	9.4	7.3～11.6	6.7	5.2～8.1	5.1	3.5～6.7
6	18.5	12.2～24.8	13.5	8.3～18.6	10.4	6.2～14.5	10.1	5.6～14.6
7	16.4	11.7～21.2	10.6	6.7～14.5	7.3	4.7～9.9	10.7	5.8～15.6
8	17.1	12.4～21.8	13.3	8.6～17.9	7.6	5.0～10.2	8.3	4.2～12.4
9	16.0	11.4～20.5	13.4	10.1～16.6	8.1	5.0～11.2	14.6	4.8～24.4
10	14.7	10.9～18.5	13.7	10.1～17.2	10.9	7.2～14.5	5.6	3.2～8.0
11	15.3	11.0～19.7	11.9	9.3～14.6	9.4	6.2～12.6	3.3	1.1～5.4
12	9.9	6.6～13.3	7.8	4.4～11.2	7.5	4.5～10.5	3.1	1.1～5.1
13	8.7	5.1～12.3	6.5	3.7～9.3	5.5	3.4～7.6	3.7	1.1～6.3
14	6.5	4.4～8.7	9.0	5.7～12.3	4.0	2.2～5.9	2.5	0.2～4.8
15	8.2	4.4～12.0	6.3	3.5～9.1	4.7	2.8～6.6	1.3	0.1～2.5
16	9.0	5.8～12.2	5.4	2.1～8.7	3.5	1.4～5.5	1.6	0.1～3.1
17	5.9	3.0～8.9	5.2	2.3～8.0	4.2	2.3～6.1	1.8	0.0～3.8
女童								
小计	5.9	4.8～7.1	5.5	4.2～6.7	4.4	3.4～5.4	3.4	2.2～4.6
6	11.8	4.7～18.9	7.5	4.3～10.6	4.4	2.3～6.5	6.3	2.8～9.8
7	13.0	7.2～18.9	7.6	4.2～11.0	8.3	4.8～11.7	7.4	3.6～11.1
8	5.8	3.2～8.5	8.4	4.9～11.9	8.1	5.5～10.7	7.8	3.6～12.0
9	9.0	5.6～12.5	6.0	3.2～8.9	3.3	1.7～4.9	5.7	2.5～8.9
10	7.3	4.7～10.0	6.4	3.9～8.9	7.0	4.4～9.6	5.1	1.7～8.4
11	8.1	4.4～11.8	6.7	4.1～9.3	4.8	2.3～7.3	1.9	0.4～3.4
12	4.8	2.6～7.1	6.1	3.3～8.9	3.3	1.4～5.2	2.6	0.2～4.9
13	3.3	1.2～5.4	3.5	1.8～5.3	3.3	1.8～4.8	2.8	0.9～4.6
14	3.3	1.4～5.2	4.2	2.0～6.5	2.8	1.3～4.3	1.2	0.1～2.3
15	3.5	1.5～5.4	4.4	2.1～6.6	3.9	1.6～6.2	0.9	0.0～1.9
16	3.2	1.1～5.4	2.9	1.1～4.8	1.8	0.6～2.9	1.2	0.0～2.9
17	2.5	0.6～4.4	3.0	1.4～4.6	2.5	1.2～3.9	1.0	0.0～2.4

表 3-19　中国6~17岁儿童青少年肥胖率按性别、年龄组、城乡分布

年龄/岁	全国合计/%		城市/%		农村/%	
	百分比	95%CI	百分比	95%CI	百分比	95%CI
合计	6.4	5.6~7.2	7.7	6.3~9.2	5.2	4.3~6.0
6~11	8.9	7.8~10.0	10.4	8.5~12.2	7.5	6.2~8.8
12~17	4.3	3.5~5.1	5.4	4.0~6.9	3.2	2.5~3.9
男童						
小计	7.8	6.8~8.9	9.7	7.9~11.6	6.2	5.1~7.3
6~11	10.9	9.4~12.3	13.1	10.7~15.5	8.8	7.1~10.6
12~17	5.3	4.2~6.3	6.8	4.8~8.8	3.9	3.1~4.8
女童						
小计	4.8	4.1~5.4	5.5	4.4~6.6	4.1	3.3~4.8
6~11	6.6	5.7~7.6	7.4	5.8~8.9	6.0	4.8~7.1
12~17	3.1	2.5~3.8	3.9	2.8~5.0	2.4	1.7~3.1

表 3-20　中国6~17岁儿童青少年肥胖率按性别、年龄组、四类地区分布

年龄/岁	大城市/%		中小城市/%		普通农村/%		贫困农村/%	
	百分比	95%CI	百分比	95%CI	百分比	95%CI	百分比	95%CI
合计	8.9	7.6~10.0	7.6	5.9~9.3	5.6	4.5~6.7	4.3	3.0~5.6
6~11	12.5	10.3~14.7	10.1	8.0~12.2	7.6	6.0~9.2	7.3	5.1~9.5
12~17	5.8	4.5~7.1	5.4	3.7~7.1	3.9	3.0~4.9	1.9	1.1~2.6
男童								
小计	11.6	10.0~13.2	9.4	7.3~11.6	6.7	5.2~8.1	5.1	3.5~6.7
6~11	16.1	13.3~18.9	12.7	10.0~15.4	8.9	6.7~11.2	8.7	6.1~11.3
12~17	8.0	6.0~10.0	6.6	4.3~8.9	4.8	3.6~5.9	2.2	1.2~3.3
女童								
小计	5.9	4.7~7.1	5.5	4.2~6.8	4.4	3.4~5.4	3.4	2.2~4.6
6~11	8.9	6.6~11.0	7.1	5.4~8.9	6.1	4.8~7.4	5.7	3.5~7.9
12~17	3.4	2.3~4.4	4.0	2.7~5.2	2.9	1.9~3.9	1.5	0.9~2.2

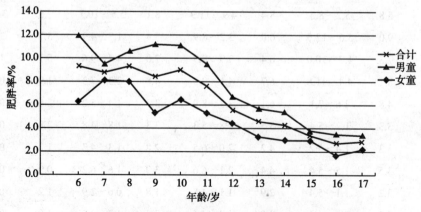

图 3-9　中国6~17岁儿童青少年肥胖率按性别和年龄分布

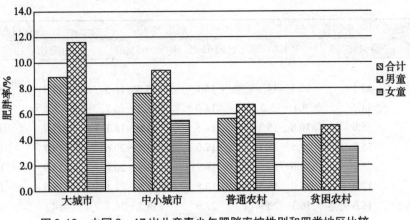

图 3-10 中国 6～17 岁儿童青少年肥胖率按性别和四类地区比较

五、中国 6～17 岁儿童青少年超重、肥胖状况（WHO 标准）

（一）中国 6～17 岁儿童青少年超重率按性别、年龄、城乡分布

按照 WHO 标准计算，我国 6～17 岁儿童青少年超重率为 11.8%，其中男童为 13.1%，女童为 10.3%。城乡 6～17 岁儿童青少年超重率为男童高于女童，城市高于农村。城市 6～17 岁儿童青少年超重率为 13.4%，其中城市男童超重率为 15.1%，女童为 11.5%。大城市儿童的超重率高于同性别中小城市儿童。农村 6～17 岁儿童青少年超重率为 10.3%，其中农村男童超重率为 11.3%，女童为 9.2%。普通农村儿童的超重率高于同性别贫困农村儿童（表 3-21、表 3-22、表 3-23、表 3-24、图 3-11、图 3-12）。

表 3-21 中国 6～17 岁儿童青少年超重率按性别、年龄、城乡分布

年龄/岁	全国合计/%		城市/%		农村/%	
	百分比	95%CI	百分比	95%CI	百分比	95%CI
合计	11.8	10.9～12.7	13.4	12.2～14.7	10.3	9.1～11.6
6	10.6	9.0～12.2	11.7	9.4～14.0	9.7	7.4～11.9
7	11.4	9.8～13.1	11.8	9.2～14.4	11.1	8.9～13.3
8	14.7	12.5～16.8	16.6	13.1～20.1	12.9	10.2～15.6
9	14.8	13.1～16.5	16.7	14.3～19.2	13.0	10.6～15.3
10	15.1	13.5～16.7	16.0	13.9～18.1	14.3	11.9～16.6
11	15.8	14.1～17.5	19.2	16.4～21.9	12.5	10.6～14.4
12	15.1	13.5～16.8	16.1	13.7～18.6	14.2	11.9～16.5
13	12.9	11.3～14.4	14.1	11.8～16.4	11.6	9.5～13.8
14	11.0	9.1～12.9	12.6	9.6～15.7	9.4	7.1～11.7
15	9.0	7.4～10.7	11.0	8.9～13.1	7.4	5.1～9.8
16	7.7	6.4～9.0	8.6	6.9～10.2	7.0	5.1～8.9
17	6.9	5.8～8.1	8.7	6.9～10.5	5.5	4.0～6.9

续表

年龄/岁	全国合计 /%		城市 /%		农村 /%	
	百分比	95%CI	百分比	95%CI	百分比	95%CI
男童						
小计	13.1	12.1～14.1	15.1	13.8～16.5	11.3	9.9～12.7
6	11.2	9.4～13.0	14.0	11.3～16.7	8.8	6.3～11.2
7	13.0	10.8～15.3	14.5	11.0～18.1	11.7	8.9～14.6
8	15.8	13.5～18.1	17.0	13.5～20.6	14.7	11.6～17.9
9	15.2	13.0～17.5	16.7	13.4～20.0	13.9	10.9～16.9
10	17.2	15.0～19.5	18.8	15.4～22.1	15.8	12.9～18.8
11	18.6	16.3～20.9	22.6	18.7～26.4	14.8	12.2～17.4
12	17.4	15.1～19.7	18.3	14.9～21.7	16.5	13.4～19.6
13	15.2	13.1～17.3	17.8	14.4～21.3	12.7	10.2～15.2
14	12.1	9.8～14.5	13.9	10.1～17.7	10.4	7.6～13.2
15	10.0	7.8～12.1	12.7	9.5～15.9	7.7	4.7～10.6
16	8.1	6.3～9.9	8.4	6.0～10.8	7.8	5.2～10.4
17	7.3	5.7～8.9	9.4	6.9～12.0	5.6	3.7～7.4
女童						
小计	10.3	9.3～11.3	11.5	10.0～13.0	9.2	7.9～10.5
6	10.0	7.5～12.5	9.2	5.7～12.7	10.7	7.1～14.2
7	9.7	7.7～11.8	8.9	5.8～12.1	10.4	7.8～13.0
8	13.5	10.8～16.2	16.1	11.6～20.7	11.0	7.8～14.3
9	14.3	11.5～17.0	16.8	12.5～21.1	11.9	8.5～15.3
10	12.6	10.8～14.5	12.9	10.5～15.3	12.4	9.5～15.3
11	12.5	10.6～14.4	15.2	12.1～18.3	9.7	7.5～11.9
12	12.5	10.4～14.5	13.6	10.7～16.5	11.3	8.5～14.2
13	10.1	8.2～12.1	9.9	7.6～12.2	10.4	7.2～13.6
14	9.7	7.5～11.8	11.1	7.7～14.6	8.2	5.5～10.8
15	8.0	6.1～9.9	9.1	6.3～11.8	7.1	4.6～9.6
16	7.3	5.7～8.9	8.7	6.1～11.3	6.0	4.1～8.0
17	6.5	5.0～8.0	7.9	5.6～10.2	5.4	3.4～7.3

表3-22　中国6～17岁儿童青少年超重率按性别、年龄、四类地区分布

年龄/岁	大城市 /%		中小城市 /%		普通农村 /%		贫困农村 /%	
	百分比	95%CI	百分比	95%CI	百分比	95%CI	百分比	95%CI
合计	16.1	14.7～17.4	13.0	11.6～14.4	10.9	9.4～12.4	9.2	7.2～11.3
6	16.2	12.2～20.1	11.2	8.7～13.7	9.4	6.8～12.0	10.2	5.8～14.7
7	13.0	9.9～16.0	11.7	8.9～14.5	12.1	9.3～15.0	8.9	5.8～12.1
8	17.0	13.7～20.3	16.5	12.7～20.4	13.7	10.4～16.9	11.4	6.7～16.0
9	15.7	12.8～18.6	16.9	14.1～19.7	11.6	9.0～14.2	15.7	11.2～20.2
10	21.7	18.2～25.1	15.0	12.6～17.4	14.6	11.9～17.4	13.5	9.2～17.9

续表

年龄/岁	大城市/%		中小城市/%		普通农村/%		贫困农村/%	
	百分比	95%CI	百分比	95%CI	百分比	95%CI	百分比	95%CI
11	23.3	19.2～27.4	18.4	15.4～21.5	13.4	11.2～15.6	10.8	7.3～14.3
12	20.0	15.9～24.0	15.5	12.7～18.2	15.2	12.4～17.9	12.3	8.2～16.3
13	15.9	12.7～19.1	13.8	11.2～16.5	12.2	10.0～14.3	10.7	6.1～15.3
14	14.1	11.5～16.7	12.4	8.8～15.9	9.7	7.5～12.0	8.7	3.6～13.9
15	15.0	11.8～18.3	10.4	8.1～12.8	8.9	5.7～12.0	4.6	2.0～7.2
16	10.5	7.6～13.4	8.3	6.5～10.1	8.3	5.7～10.9	4.4	2.3～6.5
17	9.9	7.6～12.3	8.6	6.6～10.6	5.6	3.8～7.5	5.1	3.0～7.2
男性								
小计	18.5	16.6～20.3	14.6	13.1～16.2	12.0	10.4～13.7	9.8	7.5～12.0
6	18.4	12.9～23.8	13.5	10.5～16.4	8.6	5.5～11.7	9.1	5.2～12.9
7	14.1	10.4～17.8	14.6	10.7～18.5	13.2	9.4～16.9	8.7	5.0～12.4
8	19.5	15.4～23.6	16.7	12.9～20.6	15.7	11.8～19.6	12.5	7.4～17.5
9	17.2	12.5～21.9	16.6	12.9～20.3	12.7	9.6～15.9	16.2	9.9～22.5
10	26.3	20.8～31.8	17.5	13.8～21.3	15.4	11.8～19.1	16.6	11.6～21.5
11	25.3	20.1～30.5	22.2	17.8～26.5	16.0	13.0～19.0	12.5	7.6～17.3
12	22.0	17.0～27.0	17.7	13.8～21.6	17.7	14.1～21.3	14.2	8.7～19.8
13	17.4	12.9～21.8	17.9	14.0～21.8	13.7	10.6～16.8	10.7	6.7～14.6
14	17.9	13.4～22.4	13.3	8.9～17.6	11.0	7.8～14.1	9.3	3.9～14.8
15	20.2	15.2～25.3	11.6	8.1～15.2	9.1	5.2～13.1	4.8	1.2～8.4
16	12.8	8.2～17.5	7.8	5.2～10.5	9.7	6.0～13.4	4.0	1.5～6.5
17	9.4	6.1～12.8	9.4	6.6～12.3	5.9	3.8～8.1	4.8	1.4～8.2
女性								
小计	13.6	12.2～15.0	11.2	9.5～12.9	9.5	8.0～11.1	8.6	6.5～10.7
6	13.8	9.6～18.0	8.7	4.8～12.5	10.3	6.3～14.2	11.5	4.2～18.8
7	11.8	7.4～16.2	8.6	5.2～12.1	11.0	8.0～14.0	9.2	4.1～14.2
8	14.7	9.7～19.6	16.3	11.3～21.4	11.4	7.4～15.4	10.2	4.7～15.6
9	14.2	11.1～17.3	17.2	12.2～22.2	10.2	6.4～13.9	15.1	8.5～21.6
10	16.8	12.8～20.9	12.2	9.5～14.9	13.7	10.3～17.1	9.9	4.6～15.2
11	21.2	16.4～26.1	14.2	10.6～17.7	10.2	7.7～12.6	8.8	4.6～13.1
12	17.9	13.2～22.5	12.8	9.5～16.1	12.1	8.5～15.7	9.9	5.4～14.3
13	14.4	10.8～18.0	9.1	6.5～11.7	10.2	7.3～13.2	10.7	3.5～17.9
14	10.1	6.7～13.6	11.3	7.4～15.3	8.2	5.5～11.0	8.0	2.6～13.4
15	9.1	4.7～13.5	9.0	6.0～12.1	8.5	5.1～12.0	4.3	1.7～7.0
16	8.0	5.2～10.8	8.8	5.9～11.8	6.7	4.1～9.3	4.8	2.4～7.2
17	10.5	7.2～13.8	7.6	5.0～10.1	5.3	2.8～7.9	5.4	2.5～8.4

表3-23 中国6～17岁儿童青少年超重率按性别、年龄组、城乡分布

年龄/岁	全国合计/%		城市/%		农村/%	
	百分比	95%CI	百分比	95%CI	百分比	95%CI
合计	11.8	10.9～12.7	13.4	12.2～14.7	10.3	9.1～11.6
6～11	13.8	12.6～14.9	15.4	13.8～17	12.2	10.7～13.8
12～17	10.1	9.1～11.1	11.7	10.2～13.1	8.7	7.4～10.1
男童						
小计	13.1	12.1～14.1	15.1	13.8～16.5	11.3	9.9～12.7
6～11	15.2	14.0～16.5	17.4	15.5～19.2	13.3	11.6～15
12～17	11.3	10.2～12.4	13.2	11.5～14.8	9.6	8.1～11.1
女童						
小计	10.3	9.3～11.3	11.5	10.0～13.0	9.2	7.9～10.5
6～11	12.1	10.8～13.4	13.3	11.3～15.2	11.0	9.2～12.8
12～17	8.8	7.7～9.9	9.9	8.3～11.6	7.7	6.3～9.1

表3-24 中国6～17岁儿童青少年超重率按性别、年龄组、四类地区分布

年龄/岁	大城市/%		中小城市/%		普通农村/%		贫困农村/%	
	百分比	95%CI	百分比	95%CI	百分比	95%CI	百分比	95%CI
合计	16.1	14.7～17.4	13.0	11.6～14.4	10.9	9.4～12.4	9.2	7.2～11.3
6～11	18.3	16.5～20.2	15.0	13.2～16.8	12.4	10.7～14.2	11.8	8.9～14.6
12～17	14.2	12.6～15.9	11.3	9.6～12.9	9.6	8.0～11.1	7.2	5.0～9.4
男童								
小计	18.5	16.6～20.3	14.6	13.1～16.2	12.0	10.4～13.7	9.8	7.6～12.0
6～11	20.8	18.6～23.0	16.9	14.9～19.0	13.6	11.6～15.6	12.6	9.7～15.6
12～17	16.6	14.3～18.9	12.7	10.8～14.5	10.7	8.9～12.6	7.5	5.2～9.8
女童								
小计	13.6	12.2～15	11.2	9.5～12.9	9.5	8.0～11.1	8.6	6.5～10.7
6～11	15.8	13.7～18	12.9	10.7～15.1	11.1	9.0～13.2	10.7	7.2～14.3
12～17	11.7	9.9～13.5	9.6	7.7～11.5	8.2	6.5～9.9	6.8	4.3～9.3

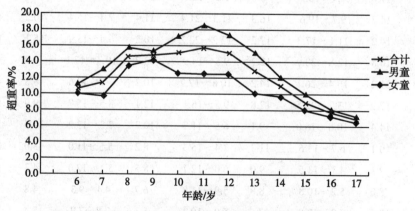

图3-11 中国6～17岁儿童青少年超重率按性别和年龄分布

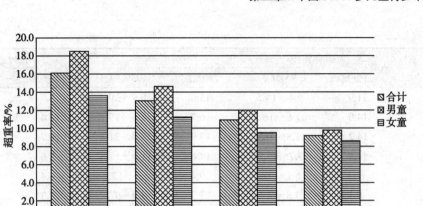

图 3-12 中国 6～17 岁儿童青少年超重率按性别和四类地区比较

（二）中国6～17岁儿童青少年肥胖率按性别、年龄、城乡分布

按照 WHO 标准计算，我国 6～17 岁儿童青少年肥胖率为 5.6%，其中男童为 8.0%，女童为 2.9%。城乡 6～17 岁儿童青少年肥胖率为男童高于女童，城市高于农村。城市 6～17 岁儿童青少年肥胖率为 6.9%，其中城市男童肥胖率为 10.0%，女童为 3.3%。大城市儿童的肥胖率高于同性别中小城市儿童。农村 6～17 岁儿童青少年肥胖率为 4.5%，其中农村男童肥胖率为 6.1%，女童为 2.5%。普通农村儿童的肥胖率高于同性别贫困农村儿童（表 3-25、表 3-26、表 3-27、表 3-28、图 3-13、图 3-14）。

表 3-25 中国 6～17 岁儿童青少年肥胖率按性别、年龄、城乡分布

年龄 / 岁	全国合计 /%		城市 /%		农村 /%	
	百分比	95%CI	百分比	95%CI	百分比	95%CI
合计	5.6	4.9～6.3	6.9	5.7～8.1	4.5	3.7～5.2
6	9.3	7.5～11.1	11.0	7.9～14.1	7.7	5.8～9.7
7	6.9	5.5～8.4	7.9	5.6～10.3	6.1	4.4～7.8
8	8.5	7.0～10.1	10.2	7.4～13.1	7.0	5.4～8.6
9	8.9	7.4～10.3	10.4	8.5～12.4	7.3	5.3～9.4
10	9.8	8.2～11.4	11.7	9.1～14.4	7.9	6.1～9.7
11	7.7	6.6～8.9	9.7	7.9～11.5	5.8	4.4～7.3
12	5.6	4.4～6.8	6.7	4.7～8.7	4.5	3.3～5.8
13	4.4	3.4～5.3	5.0	3.4～6.5	3.8	2.7～4.8
14	3.9	3.1～4.8	5.5	4.0～6.9	2.5	1.7～3.2
15	2.5	1.8～3.3	3.7	2.3～5.1	1.6	0.9～2.2
16	1.8	1.1～2.5	2.2	0.9～3.4	1.4	0.7～2.2
17	1.6	1.0～2.1	1.6	0.8～2.4	1.5	0.8～2.2
男童						
小计	8.0	7.0～9.0	10.0	8.3～11.7	6.1	5.0～7.2
6	12.0	9.2～14.7	14.0	9.3～18.7	10.2	7.1～13.3
7	9.2	7.2～11.2	10.8	7.4～14.1	7.9	5.5～10.2

续表

年龄/岁	全国合计/%		城市/%		农村/%	
	百分比	95%CI	百分比	95%CI	百分比	95%CI
8	11.9	9.4~14.5	15.6	10.9~20.3	8.7	6.4~11.1
9	14.0	11.6~16.3	16.7	13.6~19.7	11.4	8.0~14.9
10	14.2	11.8~16.6	17.9	14.0~21.8	10.7	7.9~13.5
11	11.5	9.7~13.3	14.6	11.9~17.3	8.6	6.2~11
12	7.9	6.1~9.6	9.4	6.6~12.2	6.4	4.3~8.4
13	6.3	4.8~7.7	7.3	4.9~9.7	5.3	3.7~7.0
14	5.9	4.4~7.3	8.3	5.8~10.8	3.6	2.2~4.9
15	3.2	2.1~4.2	4.9	3.0~6.8	1.8	0.8~2.8
16	2.6	1.4~3.9	3.5	1.3~5.8	1.9	0.6~3.2
17	2.3	1.3~3.2	2.4	1.0~3.9	2.1	0.9~3.3
女童						
小计	2.9	2.5~3.4	3.3	2.6~4.1	2.5	2.1~3.0
6	6.3	4.6~8.0	7.8	4.8~10.7	5.0	3.2~6.9
7	4.5	3.2~5.7	4.8	2.9~6.7	4.2	2.5~5.8
8	5.0	3.6~6.3	4.8	2.6~7.0	5.1	3.5~6.8
9	3.0	2.0~3.9	3.5	2.0~4.9	2.5	1.3~3.7
10	4.7	3.4~6.0	4.8	3.0~6.6	4.5	2.7~6.4
11	3.3	2.2~4.4	4.2	2.6~5.8	2.4	1.0~3.8
12	2.9	1.8~3.9	3.5	1.7~5.3	2.2	1.1~3.3
13	2.1	1.4~2.8	2.3	1.2~3.4	1.8	0.9~2.8
14	1.7	0.9~2.5	2.2	0.9~3.6	1.1	0.4~1.9
15	1.8	1.1~2.5	2.4	1.1~3.7	1.3	0.5~2.0
16	0.8	0.3~1.2	0.6	0.0~1.3	0.9	0.2~1.5
17	0.8	0.2~1.3	0.7	0.0~1.5	0.8	0.1~1.6

表3-26 中国6~17岁儿童青少年肥胖率按性别、年龄、四类地区分布

年龄/岁	大城市/%		中小城市/%		普通农村/%		贫困农村/%	
	百分比	95%CI	百分比	95%CI	百分比	95%CI	百分比	95%CI
合计	7.9	6.7~9.1	6.7	5.4~8.1	4.8	3.9~5.8	3.8	2.7~4.8
6	15.3	9.5~21.1	10.5	7.1~13.9	7.4	5.1~9.7	8.4	4.9~12.0
7	11.7	7.6~15.9	7.5	4.9~10.0	5.5	3.4~7.6	7.5	4.4~10.5
8	10.5	7.4~13.6	10.2	7.1~13.4	6.9	5.1~8.8	7.1	4.4~9.9
9	12.5	9.8~15.2	10.1	7.9~12.3	6.6	4.6~8.6	8.8	4.5~13.1
10	11.5	9.2~13.9	11.8	8.7~14.8	9.2	6.7~11.7	5.5	3.1~7.8
11	12.2	9.1~15.4	9.3	7.2~11.3	7.4	5.4~9.5	2.7	1.3~4.1
12	8.0	5.8~10.1	6.5	4.2~8.8	5.6	3.8~7.3	2.5	1.2~3.8
13	6.2	4.3~8.2	4.8	3.0~6.5	4.1	2.8~5.4	3.2	1.6~4.8
14	3.9	2.6~5.3	5.7	4.1~7.3	3.0	1.9~4.0	1.5	0.4~2.5

续表

年龄/岁	大城市/%		中小城市/%		普通农村/%		贫困农村/%	
	百分比	95%*CI*	百分比	95%*CI*	百分比	95%*CI*	百分比	95%*CI*
15	4.5	2.7～6.3	3.6	2.0～5.2	2.0	1.1～3.0	0.6	0.0～1.2
16	3.0	1.6～4.4	2.1	0.6～3.5	1.5	0.5～2.5	1.2	0.3～2.1
17	1.0	0.0～2.0	1.7	0.8～2.6	2.1	1.0～3.1	0.5	0.0～1.1
男童								
小计	12.2	10.3～14.1	9.7	7.8～11.7	6.6	5.2～8.1	5.1	3.6～6.6
6	18.4	12.4～24.3	13.5	8.3～18.7	10.2	6.3～14.1	10.3	5.7～14.9
7	16.1	11.3～21.0	10.2	6.5～13.9	6.7	4.1～9.3	10.5	5.6～15.3
8	18.2	13.2～23.2	15.3	10.1～20.5	8.4	5.5～11.2	9.5	5.5～13.5
9	18.7	14.2～23.2	16.4	12.9～19.8	10.2	7.0～13.5	13.8	5.9～21.8
10	18.6	14.3～23.0	17.8	13.3～22.2	12.5	8.6～16.4	7.3	4.3～10.3
11	20.5	15.5～25.4	13.6	10.6～16.6	10.9	7.4～14.3	4.3	1.9～6.6
12	12.3	8.5～16.1	9.0	5.8～12.2	8.1	5.1～11.1	3.1	1.2～5.1
13	10.5	7.0～14.0	6.8	4.1～9.5	5.9	3.8～8.0	4.3	1.6～7.1
14	6.3	4.1～8.4	8.6	5.8～11.5	4.3	2.5～6.0	2.2	0.3～4.1
15	7.3	3.9～10.8	4.5	2.4～6.6	2.4	1.0～3.8	0.6	0.0～1.5
16	4.6	2.4～6.8	3.4	0.8～5.9	2.1	0.3～3.9	1.6	0.2～3.0
17	1.9	0.1～3.7	2.5	0.9～4.1	3.0	1.3～4.7	0.4	0.0～1.3
女童								
小计	3.4	2.6～4.3	3.3	2.5～4.2	2.7	2.1～3.3	2.2	1.3～3.1
6	12.0	4.9～19.1	7.3	4.1～10.4	4.4	2.4～6.5	6.4	2.8～10.0
7	7.1	2.1～12.0	4.5	2.6～6.5	4.2	2.1～6.3	4.2	1.5～6.8
8	3.5	1.5～5.6	5.0	2.5～7.4	5.4	3.3～7.5	4.5	1.9～7.1
9	6.3	3.7～8.8	2.9	1.3～4.6	2.2	1.0～3.4	3.1	0.4～5.7
10	4.1	2.2～5.9	4.9	2.8～7.0	5.2	2.9～7.5	3.3	0.2～6.4
11	3.6	1.6～5.7	4.3	2.4～6.1	3.3	1.2～5.3	0.8	0.0～1.8
12	3.3	1.4～5.3	3.6	1.5～5.6	2.5	1.1～3.9	1.7	0.1～3.3
13	1.8	0.5～3.1	2.4	1.2～3.7	1.8	0.6～3.1	1.8	0.4～3.3
14	1.5	0.3～2.7	2.4	0.8～4.0	1.4	0.3～2.5	0.6	0.0～1.4
15	1.3	0.1～2.4	2.6	1.1～4.1	1.6	0.6～2.7	0.6	0.0～1.4
16	1.2	0.0～2.6	0.5	0.0～1.2	0.9	0.1～1.7	0.8	0.0～1.9
17	0.0	～	0.8	0.0～1.7	1.0	0.1～2.0	0.5	0.0～1.5

表3-27　中国6～17岁儿童青少年肥胖率按性别、年龄组、城乡分布

年龄/岁	全国合计/%		城市/%		农村/%	
	百分比	95%*CI*	百分比	95%*CI*	百分比	95%*CI*
合计	5.6	4.9～6.3	6.9	5.7～8.1	4.5	3.7～5.2
6～11	8.5	7.5～9.6	10.2	8.4～12	7.0	5.8～8.2
12～17	3.1	2.6～3.6	4.0	3.0～4.9	2.4	1.9～2.9

续表

年龄/岁	全国合计 /%		城市 /%		农村 /%	
	百分比	95%CI	百分比	95%CI	百分比	95%CI
男童						
小计	8.0	7.0~9.0	10.0	8.3~11.7	6.1	5.0~7.2
6~11	12.1	10.6~13.7	15.0	12.4~17.6	9.6	7.8~11.3
12~17	4.4	3.6~5.3	5.8	4.4~7.2	3.3	2.5~4.1
女童						
小计	2.9	2.5~3.4	3.3	2.6~4.1	2.5	2.1~3.0
6~11	4.5	3.8~5.2	4.9	3.8~6.0	4.0	3.2~4.8
12~17	1.6	1.2~1.9	1.9	1.3~2.5	1.3	0.9~1.7

表3-28 中国6~17岁儿童青少年肥胖率按性别、年龄组、四类地区分布

年龄/岁	大城市 /%		中小城市 /%		普通农村 /%		贫困农村 /%	
	百分比	95%CI	百分比	95%CI	百分比	95%CI	百分比	95%CI
合计	7.9	6.7~9.1	6.7	5.4~8.1	4.8	3.9~5.8	3.8	2.7~4.8
6~11	12.2	10.0~14.4	9.9	7.9~11.9	7.2	5.7~8.6	6.6	4.8~8.5
12~17	4.4	3.4~5.5	3.9	2.8~5.0	2.8	2.1~3.5	1.5	0.9~2.0
男童								
小计	12.2	10.3~14.1	9.7	7.8~11.6	6.6	5.2~8.1	5.1	3.6~6.6
6~11	18.6	15.4~21.8	14.5	11.6~17.4	9.8	7.5~12.1	9.2	6.5~11.8
12~17	7.1	5.3~8.9	5.6	4.0~7.2	4.0	2.9~5.1	1.9	1.1~2.7
女童								
小计	3.4	2.6~4.3	3.3	2.5~4.2	2.7	2.1~3.3	2.2	1.3~3.0
6~11	5.7	4.0~7.4	4.8	3.6~6.1	4.2	3.3~5.1	3.7	2.2~5.2
12~17	1.5	1.0~2.1	2.0	1.3~2.7	1.5	0.9~2.0	1.0	0.5~1.4

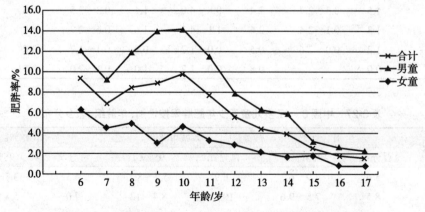

图3-13 中国6~17岁儿童青少年肥胖率按性别和年龄分布

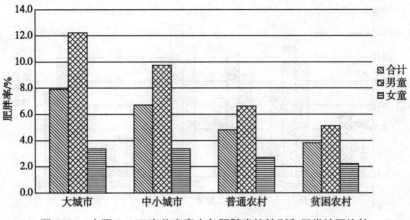

图3-14　中国6～17岁儿童青少年肥胖率按性别和四类地区比较

六、中国7～17岁儿童青少年超重肥胖变化

与2002年全国营养与健康状况调查相比,我国2012年7～17岁儿童青少年的超重率和肥胖率均有所上升;超重率从4.5%上升到9.6%;其中,城市超重率从8.5%上升到10.9%,农村超重率从3.2%上升到8.3%;男童超重率从5.1%上升到10.9%,女童超重率从3.9%上升到8.0%。肥胖率从2.1%上升到6.2%;其中,城市肥胖率从4.4%上升到7.5%,农村肥胖率从1.4%上升到5.0%;男童肥胖率从2.5%上升到7.5%,女童肥胖率从1.7%上升到4.6%。7～17岁农村儿童青少年超重率和肥胖率的增加幅度均在2倍以上,涨幅显著高于城市(表3-29、表3-30、图3-15、图3-16)。

表3-29　2010—2012年和2002年中国7～17岁儿童青少年超重率按性别和城乡比较(超重率单位:%)

性别	合计		城市		农村	
	2002	2010—2012	2002	2010—2012	2002	2010—2012
合计	4.5	9.6	8.5	10.9	3.2	8.3
男童	5.1	10.9	10.4	12.7	3.4	9.3
女童	3.9	8.0	6.6	8.9	3.0	7.1

表3-30　2010—2012年和2002年中国7～17岁儿童青少年肥胖率按性别和城乡比较(肥胖率单位:%)

性别	合计		城市		农村	
	2002	2010—2012	2002	2010—2012	2002	2010—2012
合计	2.1	6.2	4.4	7.5	1.4	5.0
男童	2.5	7.5	5.2	9.4	1.6	5.8
女童	1.7	4.6	3.4	5.3	1.1	4.0

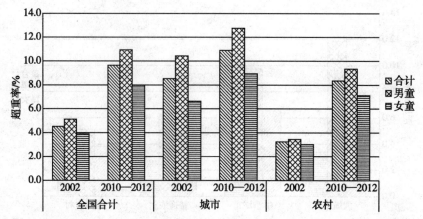

图 3-15 2010—2012 年和 2002 年中国 7～17 岁儿童青少年超重率按性别和城乡比较

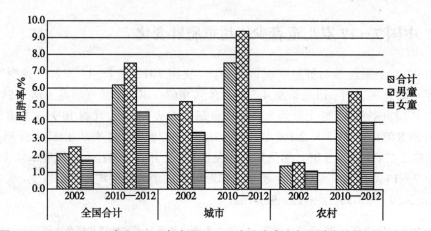

图 3-16 2010—2012 年和 2002 年中国 7～17 岁儿童青少年肥胖率按性别和城乡比较

七、6～17 岁儿童青少年超重肥胖状况存在的主要问题

本次调查主要发现：

1. 2012 年，我国 6～17 岁儿童青少年超重率、肥胖率分别为 9.6% 和 6.4%，城市儿童青少年超重率和肥胖率分别为农村儿童青少年的 1.3 倍和 1.5 倍。与 2002 年相同，我国儿童青少年超重率、肥胖率依然表现为城市高于农村，男童高于女童，城市男童仍为超重肥胖的重点防控人群。

2. 2002—2012 年，十年间我国儿童青少年超重与肥胖率增长迅速，主要体现以下特征：男童超重肥胖的增长速度高于女童；农村儿童青少年超重肥胖的增长速度均高于城市儿童青少年；农村男童超重率、肥胖率均已赶超城市女童，农村男童超重肥胖状况不容忽视。十年间，我国城市男童和女童、农村男童和女童超重肥胖率分别上升 6.5%、4.2%、10.1% 和 7.0%，超重肥胖增长速度为男童高于女童，农村高于城市。

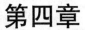

第四章
0~5岁儿童超重肥胖

一、调查对象基本特征

（一）调查对象的性别、年龄和城乡分布特征

2013年参与居民营养与健康状况监测的0~5岁儿童中，身高（长）和体重数据有效者32 862名，其中男孩16 880名，女孩15 982名；0~5月龄、6~11月龄、12~23月龄、24~35月龄、36~47月龄、48~59月龄、60~71月龄儿童样本分别为4 246名、4 515名、5 513名、4 719名、4 947名、4 900名和4 022名。城市16 302名，其中男孩8 287名，女孩8 015名；农村16 560名，其中男孩8 593名，女孩7 967名（表4-1）。

表4-1　2013年0~5岁儿童按性别、年龄和城乡分布（单位：人）

月龄/月	全国			城市合计			农村合计		
	合计	男	女	小计	男	女	小计	男	女
合计	32 862	16 880	15 982	16 302	8 287	8 015	16 560	8 593	7 967
0~5	4 246	2 174	2 072	2 242	1 144	1 098	2 004	1 030	974
6~11	4 515	2 303	2 212	2 306	1 155	1 151	2 209	1 148	1 061
12~23	5 513	2 874	2 639	2 618	1 314	1 304	2 895	1 560	1 335
24~35	4 719	2 444	2 275	2 282	1 166	1 116	2 437	1 278	1 159
36~47	4 947	2 532	2 415	2 422	1 228	1 194	2 525	1 304	1 221
48~59	4 900	2 494	2 406	2 394	1 232	1 162	2 506	1 262	1 244
60~71	4 022	2 059	1 963	2 038	1 048	990	1 984	1 011	973

（二）调查对象的地区分布特征

2013年中国0~5岁儿童中，大城市样本量为7 234名，其中男孩3 647名，女孩3 587名；0~5月龄、6~11月龄、12~23月龄、24~35月龄、36~47月龄、48~59月龄、60~71月龄儿童样本分别为1 041名、1 060名、1 103名、1 008名、1 060名、1 023名和939名。中小城市样本量为9 068名，其中男孩4 640名，女孩4 428名；0~5月龄、6~11月龄、12~23月龄、24~35月龄、36~47月龄、48~59月龄、60~71月龄儿童样本分别为1 201名、1 246名、1 515名、1 274名、1 362名、1 371名和1 099名。普通农村样本量为10 739名，其中男孩5 511名，女孩5 228名；0~5月龄、6~11月龄、12~23月龄、24~35月龄、36~47月龄、

48～59 月龄、60～71 月龄儿童样本分别为 1 334 名、1 466 名、1 824 名、1 604 名、1 615 名、1 577 名和 1 319 名。贫困农村样本量为 5 821 名，其中男孩 3 082 名，女孩 2 739 名；0～5 月龄、6～11 月龄、12～23 月龄、24～35 月龄、36～47 月龄、48～59 月龄、60～71 月龄儿童样本分别为 670 名、743 名、1 071 名、833 名、910 名、929 名和 665 名（表4-2）。

表4-2　2013年0～5岁儿童样本（名）的地区分布特征（单位：人）

月龄/月	大城市			中小城市			普通农村			贫困农村		
	小计	男	女	小计	男	女	小计	男	女	小计	男	女
合计	7 234	3 647	3 587	9 068	4 640	4 428	10 739	5 511	5 228	5 821	3 082	2 739
0～5	1 041	516	525	1 201	628	573	1 334	671	663	670	359	311
6～11	1 060	527	533	1 246	628	618	1 446	771	695	743	377	366
12～23	1 103	539	564	1 515	775	740	1 824	969	855	1 071	591	480
24～35	1 008	511	497	1 274	655	619	1 604	819	785	833	459	374
36～47	1 060	550	510	1 362	678	684	1 615	817	798	910	487	423
48～59	1 023	517	506	1 371	715	656	1 577	793	784	929	469	460
60～71	939	487	452	1 099	561	538	1 319	671	648	665	340	325

二、中国0～5岁儿童超重、肥胖状况

（一）中国0～5岁儿童超重率按性别、年龄、城乡分布

使用 WHO 生长发育标准，2013 年中国 0～5 岁儿童的超重率为 8.4%，其中，男孩超重率为 9.4%，女孩为 7.2%，男孩高于女孩；城市超重率为 8.4%，农村为 8.4%；不同月龄超重率随着月龄增加逐渐下降；60～71 月龄组的超重率明显增加，可能因为 60～71 月龄与 0～59 月龄采用不同的生长发育参考值。总体来看，不同月龄组超重率男孩高于女孩；大城市、中小城市、普通农村、贫困农村的 0～5 岁儿童超重率差异不大（表4-3、表4-4、表4-5、图4-1）。

表4-3　中国0～5岁儿童超重率按月龄、性别分布

月龄/月	合计/%		男/%		女/%	
	百分比	95%CI	百分比	95%CI	百分比	95%CI
合计	8.4	7.1～9.7	9.4	7.9～10.8	7.2	5.9～8.4
0～5	13.0	11.2～14.8	13.2	10.9～15.5	12.7	10.4～15.1
6～11	11.1	8.3～13.8	12.9	9.2～16.5	8.9	6.3～11.6
12～23	8.3	6.5～10.2	9.9	7.7～12.2	6.4	4.7～8.0
24～35	6.0	4.6～7.4	6.6	4.8～8.3	5.3	3.8～6.9
36～47	4.8	3.6～6.0	5.6	3.9～7.2	3.9	2.7～5.0
48～59	3.9	3～4.8	4.5	3.4～5.7	3.2	2.2～4.2
60～71	15.9	13.6～18.2	17.4	14.5～20.3	14.1	10.5～17.6

表4-4 中国城市地区0~5岁儿童的超重率

月龄/月	城市%						大城市%						中小城市%					
	合计		男		女		合计		男		女		合计		男		女	
	百分比	95%CI	百分比	95%CI	百分比	95%CI	百分比	95%CI	百分比	95%CI	百分比	95%CI	百分比	95%CI	百分比	95%CI	百分比	95%CI
合计	8.4	6.6~10.2	9.7	7.5~11.9	6.9	5.1~8.6	7.8	5.7~9.8	8.5	6.2~10.8	6.9	5.1~8.8	8.5	6.4~10.6	9.8	7.3~12.4	6.9	4.8~8.9
0~5	12.7	9.8~15.6	14.4	10.8~18.0	10.7	7.4~14.0	10.0	7.4~12.6	12.4	8.7~16.2	7.3	5.0~9.6	13.1	9.7~16.5	14.7	10.5~18.8	11.2	7.3~15
6~11	12.0	8.5~15.4	15.8	10.3~21.2	7.7	4.7~10.7	10.3	5.4~15.1	13.4	6.7~20.1	6.7	3.2~10.2	12.2	8.2~16.2	16.1	9.8~22.4	7.8	4.3~11.3
12~23	8.5	6.2~10.8	10.4	7.3~13.6	6.1	4.3~8.0	7.4	3.5~11.2	9.6	3.4~15.8	4.8	3.0~6.6	8.6	6.0~11.3	10.5	6.9~14.2	6.3	4.1~8.6
24~35	4.9	3.5~6.2	4.5	3.4~5.6	5.2	2.7~7.7	5.9	3.5~8.3	5.0	2.6~7.3	6.9	3.5~10.3	4.7	3.2~6.2	4.5	3.2~5.7	5.0	2.1~7.9
36~47	5.1	3.4~6.8	6.0	3.4~8.6	4.0	2.4~5.7	4.7	2.7~6.7	4.0	2.2~5.8	5.5	2.3~8.6	5.1	3.1~7.2	6.3	3.2~9.4	3.8	2.0~5.7
48~59	4.6	3.2~6.1	6.0	4.3~7.6	3.1	1.2~4.9	3.3	2.4~4.3	4.3	3.2~5.4	2.2	0.6~3.8	4.8	3.0~6.6	6.2	4.2~8.1	3.2	1.0~5.3
60~71	15.7	12~19.3	17.0	12.7~21.3	14.2	9.8~18.6	16.2	12.3~20.2	16.5	13.7~19.3	15.9	10.3~21.5	15.6	11.4~19.9	17.0	12~22.1	14.0	8.9~19.1

表 4-5 中国农村地区 0～5岁儿童的超重率

月龄/月	农村%						普通农村%						贫困农村%					
	合计		男		女		合计		男		女		合计		男		女	
	百分比	95%CI	百分比	95%CI	百分比	95%CI	百分比	95%CI	百分比	95%CI	百分比	95%CI	百分比	95%CI	百分比	95%CI	百分比	95%CI
合计	8.4	6.4~10.3	9.2	7.1~11.2	7.4	5.5~9.3	8.1	5.8~10.4	9.0	6.5~11.5	7.1	4.9~9.3	8.8	4.9~12.8	9.5	5.4~13.6	8.0	4.0~12.0
0~5	13.2	10.8~15.7	12.2	9.2~15.2	14.4	11.1~17.7	13.3	10.4~16.3	13.2	8.8~17.6	13.5	10.3~16.7	13.0	7.8~18.2	10.4	7.1~13.6	16.4	7.9~24.9
6~11	10.3	6.2~14.5	10.7	5.9~15.4	9.9	5.8~14.1	12.3	6.6~18.1	13.1	6.4~19.8	11.4	6.4~16.3	6.1	0.9~11.3	5.2	2.9~7.5	7.1	0.0~16.2
12~23	8.2	5.3~11.1	9.5	6.2~12.8	6.6	3.9~9.3	8.6	5.2~12.0	9.9	5.6~14.2	7.0	4.2~9.8	7.4	1.6~13.1	8.8	3.3~14.2	5.7	0.0~12.2
24~35	6.9	4.7~9.2	8.2	5.2~11.2	5.4	3.3~7.4	7.1	4.2~10.0	8.7	4.5~13.0	5.2	3.1~7.3	6.5	2.7~10.3	7.2	3.7~10.6	5.7	0.7~10.7
36~47	4.5	2.7~6.3	5.2	3.0~7.4	3.7	2.0~5.4	3.8	1.9~5.8	4.7	2.2~7.2	2.8	0.8~4.7	6.0	2.0~9.9	6.3	1.2~11.3	5.6	2.5~8.8
48~59	3.3	2.2~4.4	3.4	1.8~4.9	3.3	2.1~4.5	2.8	2.0~3.6	2.6	1.3~3.8	3.1	1.5~4.7	4.4	1.5~7.4	5.0	0.9~9.2	3.7	1.6~5.8
60~71	16.1	12.9~19.2	17.8	13.8~21.9	14.0	8.4~19.5	14.2	10.8~17.7	15.5	11.0~20.0	12.7	5.0~20.3	19.8	13.0~26.6	22.4	14.0~30.9	16.6	8.1~25.2

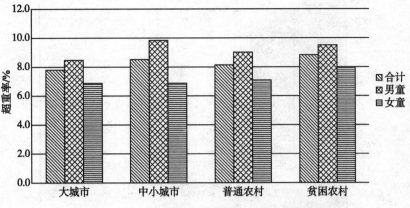

图 4-1　2013 年中国四类地区 0～5 岁儿童超重率

（二）中国 0～5 岁儿童肥胖率按性别、年龄、城乡分布

使用 WHO 生长发育标准，2013 年中国 0～5 岁儿童的肥胖率为 3.1%，其中，男孩肥胖率为 3.6%，女孩为 2.5%，男孩高于女孩；城市肥胖率为 3.3%，农村为 2.9%；不同月龄肥胖率随着月龄增加逐渐下降；60～71 月龄组的肥胖率突增，其原因可能与 5 岁以下儿童采用 WHO 2006 年生长发育标准，而 60～71 月龄采用 WHO 2007 年生长参考值这两个不同标准有关。总体来看，不同月龄组肥胖率多为男孩高于女孩；大城市、中小城市、普通农村、贫困农村的 0～5 岁儿童肥胖率没有太大差异（表 4-6、表 4-7、表 4-8、图 4-2）。

表 4-6　中国 0～5 岁儿童肥胖率按月龄、性别分布

月龄 / 月	合计 /%		男 /%		女 /%	
	百分比	95%CI	百分比	95%CI	百分比	95%CI
合计	3.1	2.4～3.8	3.6	2.7～4.5	2.5	1.8～3.1
0～5	5.8	4.6～7.1	6.1	4.7～7.5	5.5	3.9～7.0
6～11	3.8	2.5～5.2	4.2	2.5～6.0	3.3	1.9～4.7
12～23	2.5	1.6～3.4	3.4	2.0～4.7	1.5	0.7～2.3
24～35	1.6	0.9～2.2	1.6	0.7～2.4	1.5	0.9～2.2
36～47	1.2	0.6～1.7	1.1	0.5～1.7	1.2	0.5～2.0
48～59	1.3	0.7～1.8	1.6	0.9～2.3	0.8	0.4～1.3
60～71	7.8	5.7～9.8	9.5	6.8～12.2	5.7	4.1～7.4

表4-7　中国城市地区0~5岁儿童的肥胖率

月龄/月	城市/%						大城市/%						中小城市/%					
	合计		男		女		合计		男		女		合计		男		女	
	百分比	95%CI	百分比	95%CI	百分比	95%CI	百分比	95%CI	百分比	95%CI	百分比	95%CI	百分比	95%CI	百分比	95%CI	百分比	95%CI
合计	3.3	2~4.7	4.1	2.4~5.8	2.4	1.4~3.5	2.5	1.6~3.5	3.4	2.0~4.7	1.6	0.9~2.3	3.4	1.9~5	4.2	2.2~6.2	2.5	1.3~3.8
0~5	5.4	3.3~7.5	5.8	3.2~8.3	5.0	2.8~7.3	2.6	1.6~3.6	4.0	2.2~5.8	1.0	0.2~1.8	5.8	3.4~8.3	6.0	3.1~8.9	5.6	3.0~8.2
6~11	3.3	1.2~5.5	4.2	1.4~6.9	2.4	0.9~3.9	1.7	0.6~2.9	1.9	0.5~3.3	1.5	0.2~2.7	3.5	1.0~6.1	4.5	1.2~7.7	2.5	0.7~4.3
12~23	2.0	0.9~3.1	3.1	1.5~4.8	0.6	0.0~1.4	1.6	0.5~2.6	1.6	0.3~3.0	1.5	0.6~2.4	2.1	0.8~3.3	3.3	1.4~5.3	0.5	0.0~1.4
24~35	1.8	0.8~2.8	1.9	0.7~3.1	1.7	0.7~2.8	1.5	0.7~2.3	1.8	0.6~2.9	1.2	0.0~2.4	1.9	0.7~3.0	1.9	0.5~3.3	1.8	0.6~3.1
36~47	1.7	0.6~2.8	1.7	0.5~2.8	1.8	0.3~3.2	1.6	0.6~2.5	2.6	1.1~4.0	0.5	0.0~1.1	1.7	0.5~3.0	1.5	0.2~2.8	1.9	0.2~3.7
48~59	1.6	0.9~2.2	1.9	1.2~2.6	1.2	0.3~2	1.7	0.9~2.6	2.6	0.7~4.4	0.8	0.0~1.7	1.6	0.8~2.3	1.8	1.1~2.6	1.2	0.2~2.2
60~71	9.0	5.0~13	11.5	6.0~17.1	5.9	2.8~9.0	7.2	3.5~11.0	9.4	4.3~14.5	4.8	1.4~8.3	9.2	4.5~13.9	11.8	5.4~18.2	6.1	2.4~9.7

表4-8 中国农村地区0~5岁儿童的肥胖率/%

月龄/月	农村 /%						普通农村 /%						贫困农村 /%					
	合计		男		女		合计		男		女		合计		男		女	
	百分比	95%CI	百分比	95%CI	百分比	95%CI	百分比	95%CI	百分比	95%CI	百分比	95%CI	百分比	95%CI	百分比	95%CI	百分比	95%CI
合计	2.9	2.1~3.7	3.3	2.3~4.2	2.5	1.7~3.4	2.8	1.7~3.9	3.2	2.0~4.4	2.4	1.2~3.5	3.1	1.8~4.4	3.4	2.0~4.8	2.8	1.5~4.1
0~5	6.2	4.5~7.8	6.4	4.8~8.1	5.8	3.6~8.0	5.9	3.7~8.0	6.8	4.5~9.1	4.8	2.2~7.5	6.7	4.1~9.4	5.8	3.5~8.1	7.9	4.0~11.8
6~11	4.2	2.4~6.0	4.3	2.0~6.6	4.1	1.8~6.3	4.0	1.8~6.2	4.3	1.3~7.2	3.6	0.7~6.6	4.6	0.9~8.4	4.4	0.3~8.4	4.9	1.1~8.7
12~23	2.9	1.6~4.2	3.6	1.5~5.6	2.2	0.9~3.5	3.2	1.4~4.9	3.9	1.2~6.7	2.2	0.5~4	2.5	0.6~4.3	2.8	0.4~5.2	2.1	0.2~4
24~35	1.3	0.4~2.2	1.3	0.1~2.5	1.4	0.6~2.2	1.4	0.1~2.7	1.5	0.0~3.4	1.3	0.4~2.1	1.2	0.0~2.3	0.8	0.1~1.6	1.6	0.0~3.6
36~47	0.7	0.4~1.1	0.6	0.2~1.1	0.8	0.1~1.4	0.7	0.2~1.2	0.4	0.0~0.9	1.0	0.0~1.9	0.8	0.2~1.3	1.1	0.1~2.0	0.4	0.0~1.0
48~59	1.0	0.2~1.7	1.3	0.2~2.5	0.6	0.1~1.1	0.9	0.0~1.9	1.4	0.0~3.0	0.3	0.0~0.7	1.2	0.0~2.5	1.2	0.0~2.7	1.1	0.0~2.3
60~71	6.8	4.9~8.7	7.8	5.7~10	5.6	3.9~7.3	6.2	4.4~8.1	6.8	4.7~9.0	5.5	3.7~7.4	8	3.7~12.2	9.9	5.3~14.5	5.7	1.7~9.7

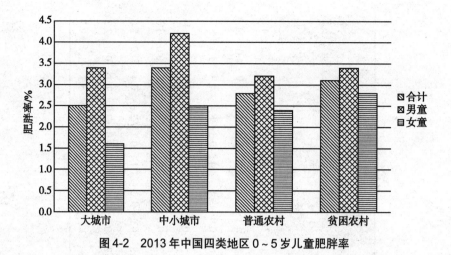

图4-2 2013年中国四类地区0～5岁儿童肥胖率

三、2002—2013年中国0～5岁儿童超重、肥胖率的变化

（一）2002—2013年中国0～5岁儿童超重率按性别、年龄、城乡比较

与2002年比，2013年0～5岁儿童的超重率无论是全国水平，还是城市、农村水平上均呈上升趋势，全国水平上增幅为29.2%，城市、农村分别为9.1%和52.7%，农村相对增幅较大；男孩和女孩也呈现增加趋势，增幅分别为28.8%和30.9%。除0～5、6～11、12～23月龄组外，其他月龄组均可见到超重率较2013年有所上升。总的来看，城市儿童的超重率一直高于农村儿童（表4-9、图4-3）。

表4-9 2002年、2013年中国0～5岁儿童超重率按城乡比较（超重率单位：%）

月龄/月	2013年			2002年		
	合计	城市	农村	合计	城市	农村
合计（0～71）	8.4	8.4	8.4	6.5	7.7	5.5
男	9.4	9.7	9.2	7.3	8.8	6.1
女	7.2	6.9	7.4	5.5	6.4	4.7
0～5						
小计	13.0	12.7	13.2	13.7	13.0	14.5
男	13.2	14.4	12.2	15.2	14.6	15.8
女	12.7	10.7	14.4	12.0	11.1	13.0
6～11						
小计	11.1	12.0	10.3	12.0	12.1	11.8
男	12.9	15.8	10.7	12.6	13.3	12.1
女	8.9	7.7	9.9	11.3	10.8	11.6
12～23						
小计	8.3	8.5	8.2	9.0	9.2	8.9
男	9.9	10.4	9.5	9.0	9.0	9.1
女	6.4	6.1	6.6	9.0	9.4	8.7

续表

月龄/月	2013年			2002年		
	合计	城市	农村	合计	城市	农村
24～35						
小计	6.0	4.9	6.9	3.8	4.5	3.2
男	6.6	4.5	8.2	5.2	6.7	4.1
女	5.3	5.2	5.4	2.1	1.9	2.3
36～47						
小计	4.8	5.1	4.5	3.2	4.4	2.1
男	5.6	6.0	5.2	3.6	5.1	2.4
女	3.9	4.0	3.7	2.6	3.7	1.7
48～59						
小计	3.9	4.6	3.3	2.2	3.4	1.2
男	4.5	6.0	3.4	2.8	4.2	1.6
女	3.2	3.1	3.3	1.5	2.5	0.7
60～71						
小计	15.9	15.7	16.1	8.7	12.8	5.3
男	17.4	17.0	17.8	10.3	14.7	6.7
女	14.1	14.2	14.0	6.8	10.5	3.7

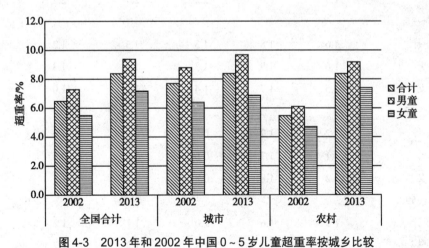

图4-3　2013年和2002年中国0～5岁儿童超重率按城乡比较

（二）2002—2013年中国0～5岁儿童肥胖率按性别、年龄、城乡比较

与2002年比，2013年0～5岁儿童的肥胖状况无论是全国水平，还是城市、农村水平上均呈略微上升趋势，全国水平上增幅约为14.8%，城市、农村分别为22.2%和7.4%，城市相对增幅较大；不同性别来看，男孩、女孩的肥胖率增幅分别为20.0%和13.6%。除了0～5、

6～11、12～23 月龄组，不同月龄组均可见到肥胖率较 2002 年有所增高。总的来看，城市儿童的肥胖率始终高于农村儿童（表 4-10、图 4-4）。

表 4-10　2002 年、2013 年中国 0～5 岁儿童肥胖率按城乡比较（肥胖率单位：%）

月龄/月	2013（年）			2002（年）		
	合计	城市	农村	合计	城市	农村
合计（0～71）	3.1	3.3	2.9	2.7	2.7	2.7
男	3.6	4.1	3.3	3.0	3.4	2.8
女	2.5	2.4	2.5	2.2	1.9	2.5
0～5						
小计	5.8	5.4	6.2	9.9	6.1	13.9
男	6.1	5.8	6.4	11.0	8.6	13.6
女	5.5	5.0	5.8	8.5	3.3	14.3
6～11						
小计	3.8	3.3	4.2	5.4	3.9	6.4
男	4.2	4.2	4.3	6.3	4.8	7.4
女	3.3	2.4	4.1	4.3	2.8	5.3
12～23						
小计	2.5	2.0	2.9	2.9	2.8	2.9
男	3.4	3.1	3.6	3.0	3.2	2.8
女	1.5	0.6	2.2	2.7	2.2	3.2
24～35						
小计	1.6	1.8	1.3	1.3	1.2	1.4
男	1.6	1.9	1.3	1.6	1.3	1.7
女	1.5	1.7	1.4	1.0	1.0	1.1
36～47						
小计	1.2	1.7	0.7	0.9	1.0	0.8
男	1.1	1.7	0.6	0.8	0.6	1.0
女	1.2	1.8	0.8	0.9	1.5	0.5
48～59						
小计	1.3	1.6	1.0	1.1	1.2	1.0
男	1.6	1.9	1.3	1.2	1.7	0.9
女	0.8	1.2	0.6	1.2	0.7	1.2
60～71						
小计	7.8	9	6.8	3.0	5.1	1.2
男	9.5	11.5	7.8	3.8	7.1	1.1
女	5.7	5.9	5.6	1.9	2.8	1.2

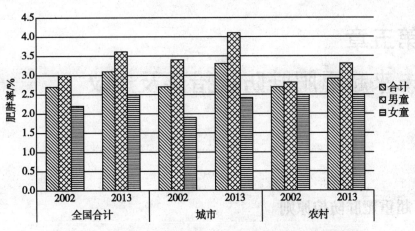

图4-4　2013年和2002年中国0～5岁儿童肥胖率按城乡比较

四、中国0～5岁儿童超重肥胖状况存在主要问题

本次调查主要发现：

1. 2013年中国0～5岁儿童超重率为8.4%，肥胖率为3.1%。各年龄组男童的超重率和肥胖率大多高于女童。5岁以前儿童，随着儿童月龄增加，超重率逐渐下降。肥胖率也随年龄增加呈现下降趋势，在3岁组和4岁组达到低谷。5岁组的超重率和肥胖率均高于其余各年龄组。

2. 2013年中国0～5岁城市儿童肥胖率较农村儿童高，主要表现在2～5岁城市儿童肥胖率较高。但超重率在城市和农村间无差异。不论超重率还是肥胖率，大城市较中小城市均略低，普通农村较贫困农村均略低。

3. 同2002年相比，2013年中国0～5岁儿童超重率和肥胖率均有所增长，十一年间增幅分别为29.2%和14.8%。城市和农村儿童的超重率和肥胖率大多呈现增长趋势，主要表现为2～5岁儿童超重率和肥胖率的增长。

第五章
未来超重肥胖防控措施及建议

一、超重肥胖防控原则

在世界范围内不论是发达国家还是发展中国家，超重肥胖都已成为重大公共卫生问题。肥胖本身就是一种疾病，对人体多器官、多系统造成损伤；同时肥胖也是多种慢性疾病的独立危险因素。超重和肥胖的患病率快速上升，超重与肥胖比值逐渐接近，导致疾病负担明显增加。2002—2003 年我国 4 种慢性疾病（高血压、糖尿病、冠心病和脑卒中）归因于超重和肥胖的直接经济负担合计为 211.1 亿元人民币，占 4 种疾病直接经济负担总和的 25.5%。由于肥胖的发生发展过程都是经超重逐渐演变成肥胖的，若肥胖率接近超重率时，这 4 种疾病归因于超重和肥胖的直接经济负担将达到 369.9 亿元，将比 2003 年上升 75.2%。

根据本次调查的人群分布，在各年龄阶段中（0～5 岁、6～17 岁儿童和 18 岁及以上成人），超重和肥胖状况普遍存在性别、地区和年龄差异，即男性超重和肥胖率明显高于女性，城市高于农村；并且这种地区差异在各年龄组人群中表现一致。年龄差异表现为：无论是男性还是女性，无论是城市还是农村，超重和肥胖率都随年龄增长表现出先升高后降低，只是最高点的年龄范围存在一定的性别和地区差异。结果提示，在确定超重和肥胖防控重点人群时，男性，特别是大城市的成年男性和 6～17 岁男性儿童青少年是防控的重点对象。

在超重和肥胖率的十年变化中，我们发现虽然城市居民的超重和肥胖率都处于较高的水平，但是农村居民的超重和肥胖率十年间的增长幅度显著高于城市居民。随着经济发展，生活水平的提高，我国农村居民超重和肥胖现象日趋严重，所以对于农村居民的超重和肥胖防控措施应当有所偏重。在生活水平提高的同时加强营养素质的提高，积极控制体重的增加，可以起到事半功倍的效果。

本次调查还发现，我国成人的中心型肥胖率远高于由 BMI 切点判断的全身性肥胖率。由此可见，我国成人腰围超过评价标准比体重超标状况更严重。由于中心型肥胖与心血管疾病，如糖尿病的关联性更强，是其独立危险因素，而且腰围可以作为成人代谢综合征的诊断标准之一，所以对于预防和控制中心型肥胖应当给予更多的重视。不论是制定干预措施，还是选择评价指标，都应当把腰围及其变化作为重要的观察指标，与 BMI 共同加以考虑。只有积极地控制腰围的增长才能有效地降低超重肥胖对人体健康造成的危害。

防控策略的总体原则：积极控制超重和肥胖的严重程度，减少超重和肥胖的新增人口，重视控制腰围的增长，降低超重和肥胖人群的健康风险。超重肥胖的防控应从"孕期"入手，采取覆盖全生命周期的防控策略。区分一般人群和高风险人群，根据不同人群的生活方式和社会经济的暴露因素，进行有针对性的宣传教育，提高人们的认知程度，努力降低或消除社会、经济等因素的不良影响；提供有效的、个性化的体重控制方案，控制膳食和增加身体活动相结合，树立健康体重的概念，有效地预防和控制体重增长；定时监测体重的变化，评价防控措施的效果，并及时提出改进意见。营造良好的社会环境，从家庭、社区等社会环境角度为个人的体重控制提供支持。

二、全生命周期中的超重肥胖防控建议

2014 年 11 月，第二届世界营养大会在罗马召开，大会通过了《营养问题罗马宣言》和《行动框架》，其中《营养问题罗马宣言》明确指出 5 种营养不良的形式，分别是生长迟缓、消瘦、微量营养素缺乏、超重和肥胖。为了体现全生命周期防控超重肥胖的策略，有必要在生命各阶段制定符合年龄特点的防控措施。

（一）0~5岁儿童超重肥胖防控建议

保证健康的出生体重，在超重和肥胖的重要窗口期，关注婴幼儿合理喂养、生长发育状况、身体活动、生长环境和营养教育等与儿童健康关系密切的因素，对超重肥胖进行及时有效地防控。

0~5 岁儿童的超重和肥胖不仅可以延续到儿童期和成年期，甚至还可以呈现代际传递。孕前超重和肥胖可以显著增加分娩巨大儿的风险和子代超重肥胖的比例。随着女童进入育龄期，其超重肥胖可以影响到下一代。因此 0~5 岁儿童的超重肥胖的预防应该始于孕前。降低母亲孕前的 BMI 和防止孕期增重过多，可减少分娩巨大儿和大于胎龄儿的几率，从而降低 0~5 岁儿童超重和肥胖的发生。2 岁以内婴幼儿超重肥胖的发生率明显高于 2~4 岁儿童超重肥胖的发生率。2 岁以内婴幼儿超重肥胖的控制首先需要关注喂养情况，即母乳喂养和辅食添加。

1. 促进母乳喂养　WHO 和国家卫生健康委均推荐婴儿出生后 6 个月内应纯母乳喂养，6 个月后在添加辅食的同时，继续母乳喂养。美国将促进母乳喂养作为控制儿童肥胖的重要措施之一。我国目前 0~6 月龄婴儿纯母乳喂养率仅为 20.8%，约 1/2 的 0~6 月龄婴儿使用配方奶。配方粉喂养的婴幼儿其蛋白质摄入量可能较母乳喂养的婴幼儿高，高蛋白质摄入将增加幼儿的体重指数，增加超重和肥胖的风险。母乳喂养还可以促进婴幼儿建立食物摄入的控制能力，使机体更好地调节能量摄入、能量消耗和细胞代谢。

为推动母乳喂养，我国先后在全国创建了近 7 000 所"爱婴医院"，制定了《婴幼儿喂养策略》，推动《母乳代用品销售管理办法》的修订。《国民营养计划》和《中国儿童发展纲要》中明确提出到 2020 年 0~6 月龄婴儿纯母乳喂养率达到 50% 的目标。但乳母及其家人母乳喂养知识不完备、母乳喂养支持不足、配方粉促销、产假时间不足、工作场所哺乳室缺乏等仍然是限制母乳喂养的重要因素。

2. 提升辅食喂养　辅食添加期婴幼儿对食物的不同口味和质地接受度高，此期添加多种口味的天然食物有助于提高婴幼儿对不同天然食物口味的接受度，减少偏食挑食的风险。而暴露在含糖、盐以及刺激性调味品辅食环境下，不利于婴幼儿接受蔬菜等食物，进而影响其儿童期及随后的膳食选择。目前我国仅有 1/2 的 6~23 月龄婴幼儿能实现每日摄入 4 类及以上的食物。通过辅食喂养教育、咨询与指导，应从婴幼儿 6 月龄开始及时添加辅食，逐

步增加辅食种类,使其辅食种类多样化,提升辅食质量。此外采取顺应喂养模式,及时感知婴幼儿发出的饥饿或饱足的信号,充分尊重婴幼儿的意愿,耐心鼓励喂养,避免过度喂养,从而预防控制婴幼儿肥胖。

3. 加强营养教育　学龄前期是发展认知、各种习惯和行为形成的重要阶段,也是建立和培养正确营养意识、良好饮食行为和健康生活方式的关键时期。在辅食喂养向家庭食物过渡阶段,需要关注儿童的营养教育,在家庭和托幼机构推动饮食行为教育,重视平衡膳食,使幼儿从小养成健康饮食习惯,避免偏食和挑食,减少高脂高添加糖类食物的摄入。加强对托幼机构的营养指导和膳食管理,确保学龄前儿童获得多样化食物,实现平衡膳食。

4. 监测体格生长　应定期监测 0～5 岁儿童的体格生长状况,并采取相应的干预措施。婴儿期至少每 3 个月监测并评估一次婴儿的体格生长状况(体重和身长),判断其生长速率。对于体重增速过快婴儿应增加评价次数。对于 1～3 岁儿童应每年至少监测两次,对于学龄前儿童每年至少监测一次,评价其生长速率。根据其体格生长速率,及时给予喂养与营养干预建议。如儿童偏离自身生长轨迹,生长过快,应及时采取干预措施,避免超重肥胖的发生。

5. 增加身体活动　婴幼儿期的孩子经历了从翻身、坐立、爬、站、走和小跑等大运动发育的不同阶段,不同个体的大运动发育、活动水平存在明显个体差异。从出生以后应促进儿童的早期发展,使婴幼儿各阶段的大运动发育达到其所对应的发育里程碑。逐步培养幼儿养成良好的身体活动习惯,减少静态行为,特别是屏幕使用(手机、平板电脑、电视等)时间。这不仅有助于肥胖的预防与控制,还可能与婴幼儿心理发育密切相关。

6. 优化肥胖控制环境　首先在将儿童肥胖控制的政策融入国家的各相关政策之中,完善相关的法律法规。营造健康儿童体重的环境包括营养宣传教育、适宜的儿童食品促销、促进母乳喂养、托幼机构的建设等。坚持政府主导,社会广泛参与,家庭和托幼机构落实相结合,以《国民营养计划(2017—2030 年)》中关于儿童超重肥胖率不增加的控制目标为导向,全面推进儿童超重肥胖的控制。只有全面调动政府、医疗卫生机构、食物生产企业、社会和家庭的力量,建立多方联动的儿童超重肥胖的控制体系,才能有效改善我国儿童超重肥胖状况,促进儿童健康成长,实现十九大提出的健康中国目标。

(二)6～17 岁儿童青少年超重肥胖防控建议

保证正常的生长发育,加强 BMI 和体脂含量的监测,通过平衡膳食和增强运动改善体成分的构成,达到预防和控制超重和肥胖的目的。

随着经济和社会的快速转型,中国正在面临严峻的儿童青少年肥胖问题,目前我国儿童青少年肥胖问题呈现出肥胖率持续增长、城乡存在差异等特征。城市儿童青少年超重及肥胖率居高不下,因此过去我们一直把儿童青少年超重/肥胖的防控重点放在城市,而目前农村儿童青少年超重肥胖的增长速度高于城市,农村儿童青少年超重肥胖状况亦不容忽视。我国政府正积极应对儿童肥胖问题,实施了一系列肥胖预防和控制的公共卫生项目。近年来我国政府对支持性环境建设也给予充分重视,包括健康的饮食环境和积极的身体活动环境,这对推动和促进行为的长期改变、培养健康的生活方式十分重要。

已有研究显示,儿童肥胖是遗传、父母饮食行为和生活方式等多种相关因素共同作用的结果。除了遗传因素外,父母不健康的饮食行为、生活方式均可导致自身超重肥胖。父母的饮食行为会直接或潜移默化地影响孩子,进而导致儿童青少年超重肥胖。其超重肥胖率随父母 BMI、父母文化程度、家庭年人均收入的升高而上升,呈正相关关系。尤其值得一提的是,母亲作为儿童青少年的主要照顾者,对孩子饮食偏好的培养起主导作用,在儿童青少年成长发育阶段具有重要影响。因此,以家庭为基础进行儿童青少年肥胖预防十分重要,特别是饮食及生活方式的干预。

WHO《终止儿童肥胖报告》指出,肥胖主要发生在发达国家的中低社会阶层,同时也发生在发展中国家社会经济阶层较高的群体。而对于儿童青少年,其父母文化程度、家庭收入均属于社会经济地位的范畴。多项研究显示,在大多数低中收入国家,社会经济地位较高的儿童肥胖风险较高,正如我国儿童青少年超重肥胖多集中于父母文化水平高、家庭收入高的群体。可能的原因是,随着我国经济发展和食物供应丰富,人们生活方式和膳食模式发生了很大变化,而这种变化首先出现在经济水平较高的城镇地区。但家长营养知识的积累及均衡饮食的意识滞后于经济水平的提高。值得注意的是,我国正处于社会经济与营养状况快速转变的阶段,城市膳食模式的改变在许多方面都模仿了发达国家,而很多农村地区也逐渐向城市靠拢,呈现相似饮食模式。按照全球肥胖发展规律,我国儿童青少年的肥胖人群分布未来可能向农村地区转变。因此,需未雨绸缪,提前做好农村地区儿童肥胖的防控工作。

(三) 18 岁及以上成人的超重肥胖防控建议

以城市居民为主要群体,加强体重控制措施,降低或控制超重和肥胖的严重程度;在农村培养良好的营养素质,预防体重过度增长,减少超重和肥胖的发生;无论在城市还是农村,都要加强对腰围的关注程度,把控制中心型肥胖作为体重管理的重要指标;对于老年群体要维护健康的体重,以减脂不减重为原则,以提高生存质量为目的进行体重管理。

成人是社会的主要生产力,在成人群体预防和控制超重和肥胖具有重要的社会意义。肥胖症必须防治,它不仅损害身心健康,降低生活质量,而且与慢性病发生息息相关。对超重和肥胖症的普遍性干预是经济有效的措施。超重肥胖是可以预防的,超重肥胖的个体也可以通过适当的干预措施恢复正常体重。

超重肥胖的干预措施有很多,包括:膳食管理、身体活动管理、行为干预等。不同的干预方法适用于不同的个体状况及肥胖发展的不同阶段。超重肥胖干预应该本着科学合理、因人而异、循序渐进的原则,切忌急于求成。

应该认识到,一时的体重减轻不是超重肥胖干预成功的标准。科学合理的干预措施可以使个体的体重减轻,同时健康的生活方式还可以使健康体重得以维持。体重的控制需贯穿整个生命周期,关键是要培养主动管理体重的习惯,所以说"体重管理"只有开始,没有结束。

随着年龄的增长,老年人骨质疏松发生增加,肌肉萎缩,体脂含量相对增加。国内外研究资料表明,BMI 低的老年人死亡率和营养不良风险增加,生活质量下降。因此,对于老年人的体重要给予针对性的评价,体重过低或过高都对老年人的健康不利。原则上建议老年人的 BMI 最好保持在正常范围($18.5 \sim 24 kg/m^2$)偏高的一侧;另外对于老年人肥胖应当结合体脂测量和个体健康状况进行综合判断。对老年人体重管理的建议是在维持适宜体重的基础上,通过饮食和运动等干预措施,增加瘦体重的比例或保持瘦体重不减少。

从 2002—2012 年的我国居民营养与健康调查数据来看，特别是农村地区 60 岁及以上老年人的肥胖率依然处于增长的状态，而且女性高于男性。肥胖与老年人的疾病发病率和死亡率有着直接的联系。随着年龄的增长，肥胖可以加重身体活动功能的降低和生活质量的下降。研究表明肥胖是引起老年人衰弱的直接原因，所以对于老年人进行体重干预的同时，更应当注重尽可能地避免骨质和肌肉的丢失，预防和改善肥胖并发症，从而改善老年人的身体活动功能和生活质量。

参 考 文 献

1. 王陇德. 中国居民营养与健康状况调查报告之一：2002 综合报告. 北京：人民卫生出版社，2005.

2. 赵丽云，马冠生，朴建华，等. 2010—2012 中国居民营养与健康状况监测总体方案. 中华预防医学杂志，2016，50（3）：204-207.

3. 常继乐，王宇. 中国居民营养与健康状况监测 2010—2013 年综合报告. 北京：北京大学医学出版社，2016.

4. 陈春明. 中国学龄儿童青少年超重和肥胖预防与控制指南. 北京：人民卫生出版社，2008.

5. WHO. WHO child growth standards: length/height-for-age, weight-for-age, weight-for-length, weight-for-height and body mass index-for-age. Geneva: WHO, 2006: 312.

6. 季成叶，宋银子，马冠生，等. 中国学龄儿童青少年腰围的地区分布和人群特征[J]. 中华流行病学杂志，2010，31（6）：603-608.

7. International Diabetes Federation. The IDF consensus worldwide definition of metabolic syndrome. http://www.idf.org/webdata/docs/IDF_metasyndrome_dedefiniti. pdf, 2005.

8. FAO, WHO. The Rome declaration on nutrition: the second international conference on nutrition（ICN2）. Rome: FAO, 2014.

9. 陈春明，孔灵芝，等. 中国成人超重和肥胖症预防控制指南. 北京：人民卫生出版社，2006：15-33.

10. 王友发，孙明晓，等. 中国肥胖预防控制蓝皮书. 北京：北京大学医学出版社，2019，3：107-152.

11. Prentice AM, Jebb SA. Fast foods, energy density and obesity: a possible mechanistic link. Obes Rev, 2003, 4: 187-194.

12. Huffan KM, Redman LM, Landerman LR, et al. Caloric restriction alters the metabolic response to mixed-meal: results from a randomized, controlled trail. PLoS One, 2012, 7（4）: e28190.

13. Yoshimura E, Kumahara H, Tobina T, et al. Lifestyle intervention involving calorie restriction withor without aerobic exercise training improves liver fat in adults with visceral adiposity. J Obes, 2014, 2014: 197216.

14. Mason C, Xiao L, Duggan C, et al. Effects of dietary weight loss and exercise on insulin-like growth factor-I and insulin-like growth factor-binding protein-3 in postmenopausal women: a randomized controlled trial. Cancer Epidmiol Biomarkers Prev, 2013, 2（8）: 1457-1462.

15. Barnosky AR, Hoody KK, Unterman TG, et al. Intermittent fasting vs daily calorie restriction for type 2 diabetes prevention: a review of human findings. Transl Res, 2014, 164（4）: 302-311.

16. 2008 Physical Activity Guidelines for Americans[M]. Rockville: Office of Disease Prevention & Health Promotion, U.S. Department of Health and Human Services: 2008.

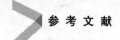

17. Mendes FA, Almeida FM, Cukier A, et al. Effects of aerobic training on airway inflammation in asthmatic patients.Med Sci Sports Exerc, 2011, 43（2）: 197-203.

18. Adair LS, Fall CH, Osmond C, et al. Associations of linear growth and relative weight gain during early life with adult health and human capital in countries of low and middle income: findings from five birth cohort studies. Lancet, 2013, 382（9891）: 525-534.

19. Brion M J, Ness A R, Rogers I, et al. Maternal macronutrient and energy intakes in pregnancy and offspring intake at 10 y: exploring parental comparisons and prenatal effects. The American Journal of Clinical Nutrition 91, 2010: 748-756.

20. Oken E. Maternal and child obesity: the causal link. Obstetrics and Gynecology Clinics of North America 36, 2009: 361-377, ix-x.

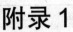

附录 1
超重肥胖的判定标准

附录 1-1 0～2 岁男童超重肥胖判定标准
（WHO 2006 年发布的生长发育标准）

对 0～2 岁儿童采用 WHO 2006 年生长发育标准，2SD<WHZ≤3SD 为超重，WHZ>3SD 为肥胖。

身长/cm	M	S	−3SD	−2SD	−1SD	Median	1SD	2SD	3SD
45.0	2.441 0	0.091 82	1.9	2.0	2.2	2.4	2.7	3.0	3.3
45.5	2.524 4	0.091 53	1.9	2.1	2.3	2.5	2.8	3.1	3.4
46.0	2.607 7	0.091 24	2.0	2.2	2.4	2.6	2.9	3.1	3.5
46.5	2.691 3	0.090 94	2.1	2.3	2.5	2.7	3.0	3.2	3.6
47.0	2.775 5	0.090 65	2.1	2.3	2.5	2.8	3.0	3.3	3.7
47.5	2.860 9	0.090 36	2.2	2.4	2.6	2.9	3.1	3.4	3.8
48.0	2.948 0	0.090 07	2.3	2.5	2.7	2.9	3.2	3.6	3.9
48.5	3.037 7	0.089 77	2.3	2.6	2.8	3.0	3.3	3.7	4.0
49.0	3.130 8	0.089 48	2.4	2.6	2.9	3.1	3.4	3.8	4.2
49.5	3.227 6	0.089 19	2.5	2.7	3.0	3.2	3.5	3.9	4.3
50.0	3.327 8	0.088 90	2.6	2.8	3.0	3.3	3.6	4.0	4.4
50.5	3.431 1	0.088 61	2.7	2.9	3.1	3.4	3.8	4.1	4.5
51.0	3.537 6	0.088 31	2.7	3.0	3.2	3.5	3.9	4.2	4.7
51.5	3.647 7	0.088 01	2.8	3.1	3.3	3.6	4.0	4.4	4.8
52.0	3.762 0	0.087 71	2.9	3.2	3.5	3.8	4.1	4.5	5.0
52.5	3.881 4	0.087 41	3.0	3.3	3.6	3.9	4.2	4.6	5.1
53.0	4.006 0	0.087 11	3.1	3.4	3.7	4.0	4.4	4.8	5.3
53.5	4.135 4	0.086 81	3.2	3.5	3.8	4.1	4.5	4.9	5.4
54.0	4.269 3	0.086 51	3.3	3.6	3.9	4.3	4.7	5.1	5.6
54.5	4.406 6	0.086 21	3.4	3.7	4.0	4.4	4.8	5.3	5.8
55.0	4.546 7	0.085 92	3.6	3.8	4.2	4.5	5.0	5.4	6.0
55.5	4.689 2	0.085 63	3.7	4.0	4.3	4.7	5.1	5.6	6.1

续表

身长/cm	M	S	−3SD	−2SD	−1SD	Median	1SD	2SD	3SD
56.0	4.833 8	0.085 35	3.8	4.1	4.4	4.8	5.3	5.8	6.3
56.5	4.979 6	0.085 07	3.9	4.2	4.6	5.0	5.4	5.9	6.5
57.0	5.125 9	0.084 81	4.0	4.3	4.7	5.1	5.6	6.1	6.7
57.5	5.272 1	0.084 55	4.1	4.5	4.9	5.3	5.7	6.3	6.9
58.0	5.418 0	0.084 30	4.3	4.6	5.0	5.4	5.9	6.4	7.1
58.5	5.563 2	0.084 06	4.4	4.7	5.1	5.6	6.1	6.6	7.2
59.0	5.707 4	0.083 83	4.5	4.8	5.3	5.7	6.2	6.8	7.4
59.5	5.850 1	0.083 62	4.6	5.0	5.4	5.9	6.4	7.0	7.6
60.0	5.990 7	0.083 42	4.7	5.1	5.5	6.0	6.5	7.1	7.8
60.5	6.128 4	0.083 24	4.8	5.2	5.6	6.1	6.7	7.3	8.0
61.0	6.263 2	0.083 08	4.9	5.3	5.8	6.3	6.8	7.4	8.1
61.5	6.395 4	0.082 92	5.0	5.4	5.9	6.4	7.0	7.6	8.3
62.0	6.525 1	0.082 79	5.1	5.6	6.0	6.5	7.1	7.7	8.5
62.5	6.652 7	0.082 66	5.2	5.7	6.1	6.7	7.2	7.9	8.6
63.0	6.778 6	0.082 55	5.3	5.8	6.2	6.8	7.4	8.0	8.8
63.5	6.902 8	0.082 45	5.4	5.9	6.4	6.9	7.5	8.2	8.9
64.0	7.025 5	0.082 36	5.5	6.0	6.5	7.0	7.6	8.3	9.1
64.5	7.146 7	0.082 29	5.6	6.1	6.6	7.1	7.8	8.5	9.3
65.0	7.266 6	0.082 23	5.7	6.2	6.7	7.3	7.9	8.6	9.4
65.5	7.385 4	0.082 18	5.8	6.3	6.8	7.4	8.0	8.7	9.6
66.0	7.503 4	0.082 15	5.9	6.4	6.9	7.5	8.2	8.9	9.7
66.5	7.620 6	0.082 13	6.0	6.5	7.0	7.6	8.3	9.0	9.9
67.0	7.737 0	0.082 12	6.1	6.6	7.1	7.7	8.4	9.2	10.0
67.5	7.852 6	0.082 12	6.2	6.7	7.2	7.9	8.5	9.3	10.2
68.0	7.967 4	0.082 14	6.3	6.8	7.3	8.0	8.7	9.4	10.3
68.5	8.081 6	0.082 16	6.4	6.9	7.5	8.1	8.8	9.6	10.5
69.0	8.195 5	0.082 19	6.5	7.0	7.6	8.2	8.9	9.7	10.6
69.5	8.309 2	0.082 24	6.6	7.1	7.7	8.3	9.0	9.8	10.8
70.0	8.422 7	0.082 29	6.6	7.2	7.8	8.4	9.2	10.0	10.9
70.5	8.535 8	0.082 35	6.7	7.3	7.9	8.5	9.3	10.1	11.1
71.0	8.648 0	0.082 41	6.8	7.4	8.0	8.6	9.4	10.2	11.2
71.5	8.759 4	0.082 48	6.9	7.5	8.1	8.8	9.5	10.4	11.3
72.0	8.869 7	0.082 54	7.0	7.6	8.2	8.9	9.6	10.5	11.5
72.5	8.978 8	0.082 62	7.1	7.6	8.3	9.0	9.8	10.6	11.6
73.0	9.086 5	0.082 69	7.2	7.7	8.4	9.1	9.9	10.8	11.8
73.5	9.192 7	0.082 76	7.2	7.8	8.5	9.2	10.0	10.9	11.9
74.0	9.297 4	0.082 83	7.3	7.9	8.6	9.3	10.1	11.0	12.1

续表

身长/cm	M	S	−3SD	−2SD	−1SD	Median	1SD	2SD	3SD
74.5	9.4010	0.08289	7.4	8.0	8.7	9.4	10.2	11.2	12.2
75.0	9.5032	0.08295	7.5	8.1	8.8	9.5	10.3	11.3	12.3
75.5	9.6041	0.08301	7.6	8.2	8.8	9.6	10.4	11.4	12.5
76.0	9.7033	0.08307	7.6	8.3	8.9	9.7	10.6	11.5	12.6
76.5	9.8007	0.08311	7.7	8.3	9.0	9.8	10.7	11.6	12.7
77.0	9.8963	0.08314	7.8	8.4	9.1	9.9	10.8	11.7	12.8
77.5	9.9902	0.08317	7.9	8.5	9.2	10.0	10.9	11.9	13.0
78.0	10.0827	0.08318	7.9	8.6	9.3	10.1	11.0	12.0	13.1
78.5	10.1741	0.08318	8.0	8.7	9.4	10.2	11.1	12.1	13.2
79.0	10.2649	0.08316	8.1	8.7	9.5	10.3	11.2	12.2	13.3
79.5	10.3558	0.08313	8.2	8.8	9.5	10.4	11.3	12.3	13.4
80.0	10.4475	0.08308	8.2	8.9	9.6	10.4	11.4	12.4	13.6
80.5	10.5405	0.08301	8.3	9.0	9.7	10.5	11.5	12.5	13.7
81.0	10.6352	0.08293	8.4	9.1	9.8	10.6	11.6	12.6	13.8
81.5	10.7322	0.08284	8.5	9.1	9.9	10.7	11.7	12.7	13.9
82.0	10.8321	0.08273	8.5	9.2	10.0	10.8	11.8	12.8	14.0
82.5	10.9350	0.08260	8.6	9.3	10.1	10.9	11.9	13.0	14.2
83.0	11.0415	0.08246	8.7	9.4	10.2	11.0	12.0	13.1	14.3
83.5	11.1516	0.08231	8.8	9.5	10.3	11.2	12.1	13.2	14.4
84.0	11.2651	0.08215	8.9	9.6	10.4	11.3	12.2	13.3	14.6
84.5	11.3817	0.08198	9.0	9.7	10.5	11.4	12.4	13.5	14.7
85.0	11.5007	0.08181	9.1	9.8	10.6	11.5	12.5	13.6	14.9
85.5	11.6218	0.08163	9.2	9.9	10.7	11.6	12.6	13.7	15.0
86.0	11.7444	0.08145	9.3	10.0	10.8	11.7	12.8	13.9	15.2
86.5	11.8678	0.08128	9.4	10.1	11.0	11.9	12.9	14.0	15.3
87.0	11.9916	0.08111	9.5	10.2	11.1	12.0	13.0	14.2	15.5
87.5	12.1152	0.08096	9.6	10.4	11.2	12.1	13.2	14.3	15.6
88.0	12.2382	0.08082	9.7	10.5	11.3	12.2	13.3	14.5	15.8
88.5	12.3603	0.08069	9.8	10.6	11.4	12.4	13.4	14.6	15.9
89.0	12.4815	0.08058	9.9	10.7	11.5	12.5	13.5	14.7	16.1
89.5	12.6017	0.08048	10.0	10.8	11.6	12.6	13.7	14.9	16.2
90.0	12.7209	0.08041	10.1	10.9	11.8	12.7	13.8	15.0	16.4
90.5	12.8392	0.08034	10.2	11.0	11.9	12.8	13.9	15.1	16.5
91.0	12.9569	0.08030	10.3	11.1	12.0	13.0	14.1	15.3	16.7
91.5	13.0742	0.08026	10.4	11.2	12.1	13.1	14.2	15.4	16.8
92.0	13.1910	0.08025	10.5	11.3	12.2	13.2	14.3	15.6	17.0
92.5	13.3075	0.08025	10.6	11.4	12.3	13.3	14.4	15.7	17.1

续表

身长/cm	M	S	-3SD	-2SD	-1SD	Median	1SD	2SD	3SD
93.0	13.423 9	0.080 26	10.7	11.5	12.4	13.4	14.6	15.8	17.3
93.5	13.540 4	0.080 29	10.7	11.6	12.5	13.5	14.7	16.0	17.4
94.0	13.657 2	0.080 34	10.8	11.7	12.6	13.7	14.8	16.1	17.6
94.5	13.774 6	0.080 40	10.9	11.8	12.7	13.8	14.9	16.3	17.7
95.0	13.892 8	0.080 47	11.0	11.9	12.8	13.9	15.1	16.4	17.9
95.5	14.012 0	0.080 56	11.1	12.0	12.9	14.0	15.2	16.5	18.0
96.0	14.132 5	0.080 67	11.2	12.1	13.1	14.1	15.3	16.7	18.2
96.5	14.254 4	0.080 78	11.3	12.2	13.2	14.3	15.5	16.8	18.4
97.0	14.378 2	0.080 92	11.4	12.3	13.3	14.4	15.6	17.0	18.5
97.5	14.503 8	0.081 06	11.5	12.4	13.4	14.5	15.7	17.1	18.7
98.0	14.631 6	0.081 22	11.6	12.5	13.5	14.6	15.9	17.3	18.9
98.5	14.761 4	0.081 39	11.7	12.6	13.6	14.8	16.0	17.5	19.1
99.0	14.893 4	0.081 57	11.8	12.7	13.7	14.9	16.2	17.6	19.2
99.5	15.027 5	0.081 77	11.9	12.8	13.9	15.0	16.3	17.8	19.4
100.0	15.163 7	0.081 98	12.0	12.9	14.0	15.2	16.5	18.0	19.6
100.5	15.301 8	0.082 20	12.1	13.0	14.1	15.3	16.6	18.1	19.8
101.0	15.441 9	0.082 43	12.2	13.2	14.2	15.4	16.8	18.3	20.0
101.5	15.583 8	0.082 67	12.3	13.3	14.4	15.6	16.9	18.5	20.2
102.0	15.727 6	0.082 92	12.4	13.4	14.5	15.7	17.1	18.7	20.4
102.5	15.873 2	0.083 17	12.5	13.5	14.6	15.9	17.3	18.8	20.6
103.0	16.020 6	0.083 43	12.6	13.6	14.8	16.0	17.4	19.0	20.8
103.5	16.169 7	0.083 70	12.7	13.7	14.9	16.2	17.6	19.2	21.0
104.0	16.320 4	0.083 97	12.8	13.9	15.0	16.3	17.8	19.4	21.2
104.5	16.472 8	0.084 25	12.9	14.0	15.2	16.5	17.9	19.6	21.5
105.0	16.626 8	0.084 53	13.0	14.1	15.3	16.6	18.1	19.8	21.7
105.5	16.782 6	0.084 81	13.2	14.2	15.4	16.8	18.3	20.0	21.9
106.0	16.940 1	0.085 10	13.3	14.4	15.6	16.9	18.5	20.2	22.1
106.5	17.099 5	0.085 39	13.4	14.5	15.7	17.1	18.6	20.4	22.4
107.0	17.260 7	0.085 68	13.5	14.6	15.9	17.3	18.8	20.6	22.6
107.5	17.423 7	0.085 99	13.6	14.7	16.0	17.4	19.0	20.8	22.8
108.0	17.588 5	0.086 29	13.7	14.9	16.2	17.6	19.2	21.0	23.1
108.5	17.755 3	0.086 60	13.8	15.0	16.3	17.8	19.4	21.2	23.3
109.0	17.924 2	0.086 91	14.0	15.1	16.5	17.9	19.6	21.4	23.6
109.5	18.095 4	0.087 23	14.1	15.3	16.6	18.1	19.8	21.7	23.8
110.0	18.268 9	0.087 55	14.2	15.4	16.8	18.3	20.0	21.9	24.1

M：平均值；S：标准差；-3SD：M（平均值）-3SD（3倍标准差）；-2SD：M（平均值）-2SD（2倍标准差）；-1SD：M（平均值）-1SD（1倍标准差）；Median：（中位数）；1SD：M（平均值）+1SD（1倍标准差）；2SD：M（平均值）+2SD（2倍标准差）；3SD：M（平均值）+3SD（3倍标准差）。

附录 1-2 0～2岁女童超重肥胖判定标准
（WHO 2006年发布的生长发育标准）

对 0～2 岁儿童采用 WHO 2006 年生长发育标准，2SD<WHZ≤3SD 为超重，WHZ>3SD 为肥胖。

身长/cm	M	S	−3SD	−2SD	−1SD	Median	1SD	2SD	3SD
45.0	2.460 7	0.090 29	1.9	2.1	2.3	2.5	2.7	3.0	3.3
45.5	2.545 7	0.090 33	2.0	2.1	2.3	2.5	2.8	3.1	3.4
46.0	2.630 6	0.090 37	2.0	2.2	2.4	2.6	2.9	3.2	3.5
46.5	2.715 5	0.090 40	2.1	2.3	2.5	2.7	3.0	3.3	3.6
47.0	2.800 7	0.090 44	2.2	2.4	2.6	2.8	3.1	3.4	3.7
47.5	2.886 7	0.090 48	2.2	2.4	2.6	2.9	3.2	3.5	3.8
48.0	2.974 1	0.090 52	2.3	2.5	2.7	3.0	3.3	3.6	4.0
48.5	3.063 6	0.090 56	2.4	2.6	2.8	3.1	3.4	3.7	4.1
49.0	3.156 0	0.090 60	2.4	2.6	2.9	3.2	3.5	3.8	4.2
49.5	3.252 0	0.090 64	2.5	2.7	3.0	3.3	3.6	3.9	4.3
50.0	3.351 8	0.090 68	2.6	2.8	3.1	3.4	3.7	4.0	4.5
50.5	3.455 7	0.090 72	2.7	2.9	3.2	3.5	3.8	4.2	4.6
51.0	3.563 6	0.090 76	2.8	3.0	3.3	3.6	3.9	4.3	4.8
51.5	3.675 4	0.090 80	2.8	3.1	3.4	3.7	4.0	4.4	4.9
52.0	3.791 1	0.090 85	2.9	3.2	3.5	3.8	4.2	4.6	5.1
52.5	3.910 5	0.090 89	3.0	3.3	3.6	3.9	4.3	4.7	5.2
53.0	4.033 2	0.090 93	3.1	3.4	3.7	4.0	4.4	4.9	5.4
53.5	4.159 1	0.090 98	3.2	3.5	3.8	4.2	4.6	5.0	5.5
54.0	4.287 5	0.091 02	3.3	3.6	3.9	4.3	4.7	5.2	5.7
54.5	4.417 9	0.091 06	3.4	3.7	4.0	4.4	4.8	5.3	5.9
55.0	4.549 8	0.091 10	3.5	3.8	4.2	4.5	5.0	5.5	6.1
55.5	4.682 7	0.091 14	3.6	3.9	4.3	4.7	5.1	5.7	6.3
56.0	4.816 2	0.091 18	3.7	4.0	4.4	4.8	5.3	5.8	6.4
56.5	4.950 0	0.091 21	3.8	4.1	4.5	5.0	5.4	6.0	6.6
57.0	5.083 7	0.091 25	3.9	4.3	4.6	5.1	5.6	6.1	6.8
57.5	5.217 3	0.091 28	4.0	4.4	4.8	5.2	5.7	6.3	7.0
58.0	5.350 7	0.091 30	4.1	4.5	4.9	5.4	5.9	6.5	7.1
58.5	5.483 4	0.091 32	4.2	4.6	5.0	5.5	6.0	6.6	7.3
59.0	5.615 1	0.091 34	4.3	4.7	5.1	5.6	6.2	6.8	7.5

续表

身长/cm	M	S	-3SD	-2SD	-1SD	Median	1SD	2SD	3SD
59.5	5.745 4	0.091 35	4.4	4.8	5.3	5.7	6.3	6.9	7.7
60.0	5.874 2	0.091 36	4.5	4.9	5.4	5.9	6.4	7.1	7.8
60.5	6.001 4	0.091 37	4.6	5.0	5.5	6.0	6.6	7.3	8.0
61.0	6.127 0	0.091 37	4.7	5.1	5.6	6.1	6.7	7.4	8.2
61.5	6.251 1	0.091 36	4.8	5.2	5.7	6.3	6.9	7.6	8.4
62.0	6.373 8	0.091 35	4.9	5.3	5.8	6.4	7.0	7.7	8.5
62.5	6.494 8	0.091 33	5.0	5.4	5.9	6.5	7.1	7.8	8.7
63.0	6.614 4	0.091 31	5.1	5.5	6.0	6.6	7.3	8.0	8.8
63.5	6.732 8	0.091 29	5.2	5.6	6.2	6.7	7.4	8.1	9.0
64.0	6.850 1	0.091 26	5.3	5.7	6.3	6.9	7.5	8.3	9.1
64.5	6.966 2	0.091 23	5.4	5.8	6.4	7.0	7.6	8.4	9.3
65.0	7.081 2	0.091 19	5.5	5.9	6.5	7.1	7.8	8.6	9.5
65.5	7.195 0	0.091 15	5.5	6.0	6.6	7.2	7.9	8.7	9.6
66.0	7.307 6	0.091 10	5.6	6.1	6.7	7.3	8.0	8.8	9.8
66.5	7.418 9	0.091 06	5.7	6.2	6.8	7.4	8.1	9.0	9.9
67.0	7.528 8	0.091 01	5.8	6.3	6.9	7.5	8.3	9.1	10
67.5	7.637 5	0.090 96	5.9	6.4	7.0	7.6	8.4	9.2	10.2
68.0	7.744 8	0.090 90	6.0	6.5	7.1	7.7	8.5	9.4	10.3
68.5	7.850 9	0.090 85	6.1	6.6	7.2	7.9	8.6	9.5	10.5
69.0	7.955 9	0.090 79	6.1	6.7	7.3	8.0	8.7	9.6	10.6
69.5	8.059 9	0.090 74	6.2	6.8	7.4	8.1	8.8	9.7	10.7
70.0	8.163 0	0.090 68	6.3	6.9	7.5	8.2	9.0	9.9	10.9
70.5	8.265 1	0.090 62	6.4	6.9	7.6	8.3	9.1	10.0	11.0
71.0	8.366 6	0.090 56	6.5	7.0	7.7	8.4	9.2	10.1	11.1
71.5	8.467 6	0.090 50	6.5	7.1	7.7	8.5	9.3	10.2	11.3
72.0	8.567 9	0.090 43	6.6	7.2	7.8	8.6	9.4	10.3	11.4
72.5	8.667 4	0.090 37	6.7	7.3	7.9	8.7	9.5	10.5	11.5
73.0	8.766 1	0.090 31	6.8	7.4	8.0	8.8	9.6	10.6	11.7
73.5	8.863 8	0.090 25	6.9	7.4	8.1	8.9	9.7	10.7	11.8
74.0	8.960 1	0.090 18	6.9	7.5	8.2	9.0	9.8	10.8	11.9
74.5	9.055 2	0.090 12	7.0	7.6	8.3	9.1	9.9	10.9	12.0
75.0	9.149 0	0.090 05	7.1	7.7	8.4	9.1	10.0	11.0	12.2
75.5	9.241 8	0.089 99	7.1	7.8	8.5	9.2	10.1	11.1	12.3
76.0	9.333 7	0.089 92	7.2	7.8	8.5	9.3	10.2	11.2	12.4
76.5	9.425 2	0.089 85	7.3	7.9	8.6	9.4	10.3	11.4	12.5

续表

身长/cm	M	S	-3SD	-2SD	-1SD	Median	1SD	2SD	3SD
77.0	9.5166	0.08979	7.4	8.0	8.7	9.5	10.4	11.5	12.6
77.5	9.6086	0.08972	7.4	8.1	8.8	9.6	10.5	11.6	12.8
78.0	9.7015	0.08965	7.5	8.2	8.9	9.7	10.6	11.7	12.9
78.5	9.7957	0.08959	7.6	8.2	9.0	9.8	10.7	11.8	13.0
79.0	9.8915	0.08952	7.7	8.3	9.1	9.9	10.8	11.9	13.1
79.5	9.9892	0.08946	7.7	8.4	9.1	10.0	10.9	12.0	13.3
80.0	10.0891	0.08940	7.8	8.5	9.2	10.1	11.0	12.1	13.4
80.5	10.1916	0.08934	7.9	8.6	9.3	10.2	11.2	12.3	13.5
81.0	10.2965	0.08928	8.0	8.7	9.4	10.3	11.3	12.4	13.7
81.5	10.4041	0.08923	8.1	8.8	9.5	10.4	11.4	12.5	13.8
82.0	10.5140	0.08918	8.1	8.8	9.6	10.5	11.5	12.6	13.9
82.5	10.6263	0.08914	8.2	8.9	9.7	10.6	11.6	12.8	14.1
83.0	10.7410	0.08910	8.3	9.0	9.8	10.7	11.8	12.9	14.2
83.5	10.8578	0.08906	8.4	9.1	9.9	10.9	11.9	13.1	14.4
84.0	10.9767	0.08903	8.5	9.2	10.1	11.0	12.0	13.2	14.5
84.5	11.0974	0.08900	8.6	9.3	10.2	11.1	12.1	13.3	14.7
85.0	11.2198	0.08898	8.7	9.4	10.3	11.2	12.3	13.5	14.9
85.5	11.3435	0.08897	8.8	9.5	10.4	11.3	12.4	13.6	15.0
86.0	11.4684	0.08895	8.9	9.7	10.5	11.5	12.6	13.8	15.2
86.5	11.5940	0.08895	9.0	9.8	10.6	11.6	12.7	13.9	15.4
87.0	11.7201	0.08895	9.1	9.9	10.7	11.7	12.8	14.1	15.5
87.5	11.8461	0.08895	9.2	10.0	10.9	11.8	13.0	14.2	15.7
88.0	11.9720	0.08896	9.3	10.1	11.0	12.0	13.1	14.4	15.9
88.5	12.0976	0.08898	9.4	10.2	11.1	12.1	13.2	14.5	16.0
89.0	12.2229	0.08900	9.5	10.3	11.2	12.2	13.4	14.7	16.2
89.5	12.3477	0.08903	9.6	10.4	11.3	12.3	13.5	14.8	16.4
90.0	12.4723	0.08906	9.7	10.5	11.4	12.5	13.7	15.0	16.5
90.5	12.5965	0.08909	9.8	10.6	11.5	12.6	13.8	15.1	16.7
91.0	12.7205	0.08913	9.9	10.7	11.7	12.7	13.9	15.3	16.9
91.5	12.8443	0.08918	10.0	10.8	11.8	12.8	14.1	15.5	17.0
92.0	12.9681	0.08923	10.1	10.9	11.9	13.0	14.2	15.6	17.2
92.5	13.0920	0.08928	10.1	11.0	12.0	13.1	14.3	15.8	17.4
93.0	13.2158	0.08934	10.2	11.1	12.1	13.2	14.5	15.9	17.5
93.5	13.3399	0.08941	10.3	11.2	12.2	13.3	14.6	16.1	17.7
94.0	13.4643	0.08948	10.4	11.3	12.3	13.5	14.7	16.2	17.9

续表

身长/cm	M	S	−3SD	−2SD	−1SD	Median	1SD	2SD	3SD
94.5	13.589 2	0.089 55	10.5	11.4	12.4	13.6	14.9	16.4	18.0
95.0	13.714 6	0.089 63	10.6	11.5	12.6	13.7	15.0	16.5	18.2
95.5	13.840 8	0.089 72	10.7	11.6	12.7	13.8	15.2	16.7	18.4
96.0	13.967 6	0.089 81	10.8	11.7	12.8	14.0	15.3	16.8	18.6
96.5	14.095 3	0.089 90	10.9	11.8	12.9	14.1	15.4	17.0	18.7
97.0	14.223 9	0.090 00	11.0	12.0	13.0	14.2	15.6	17.1	18.9
97.5	14.353 7	0.090 10	11.1	12.1	13.1	14.4	15.7	17.3	19.1
98.0	14.484 8	0.090 21	11.2	12.2	13.3	14.5	15.9	17.5	19.3
98.5	14.617 4	0.090 33	11.3	12.3	13.4	14.6	16.0	17.6	19.5
99.0	14.751 9	0.090 44	11.4	12.4	13.5	14.8	16.2	17.8	19.6
99.5	14.888 2	0.090 57	11.5	12.5	13.6	14.9	16.3	18.0	19.8
100.0	15.026 7	0.090 69	11.6	12.6	13.7	15.0	16.5	18.1	20.0
100.5	15.167 6	0.090 83	11.7	12.7	13.9	15.2	16.6	18.3	20.2
101.0	15.310 8	0.090 96	11.8	12.8	14.0	15.3	16.8	18.5	20.4
101.5	15.456 4	0.091 10	11.9	13.0	14.1	15.5	17.0	18.7	20.6
102.0	15.604 6	0.091 25	12.0	13.1	14.3	15.6	17.1	18.9	20.8
102.5	15.755 3	0.091 39	12.1	13.2	14.4	15.8	17.3	19.0	21.0
103.0	15.908 7	0.091 55	12.3	13.3	14.5	15.9	17.5	19.2	21.3
103.5	16.064 5	0.091 70	12.4	13.5	14.7	16.1	17.6	19.4	21.5
104.0	16.222 9	0.091 86	12.5	13.6	14.8	16.2	17.8	19.6	21.7
104.5	16.383 7	0.092 03	12.6	13.7	15.0	16.4	18.0	19.8	21.9
105.0	16.547 0	0.092 19	12.7	13.8	15.1	16.5	18.2	20.0	22.2
105.5	16.712 9	0.092 36	12.8	14.0	15.3	16.7	18.4	20.2	22.4
106.0	16.881 4	0.092 54	13.0	14.1	15.4	16.9	18.5	20.5	22.6
106.5	17.052 7	0.092 71	13.1	14.3	15.6	17.1	18.7	20.7	22.9
107.0	17.226 9	0.092 89	13.2	14.4	15.7	17.2	18.9	20.9	23.1
107.5	17.403 9	0.093 07	13.3	14.5	15.9	17.4	19.1	21.1	23.4
108.0	17.583 9	0.093 26	13.5	14.7	16.0	17.6	19.3	21.3	23.6
108.5	17.766 8	0.093 44	13.6	14.8	16.2	17.8	19.5	21.6	23.9
109.0	17.952 6	0.093 63	13.7	15.0	16.4	18.0	19.7	21.8	24.2
109.5	18.141 2	0.093 82	13.9	15.1	16.5	18.1	20.0	22.0	24.4
110.0	18.332 4	0.094 01	14.0	15.3	16.7	18.3	20.2	22.3	24.7

　　M：平均值；S：标准差；−3SD：M（平均值）−3SD（3 倍标准差）；−2SD：M（平均值）−2SD（2 倍标准差）；−1SD：M（平均值）−1SD（1 倍标准差）；Median：（中位数）；1SD：M（平均值）+1SD（1 倍标准差）；2SD：M（平均值）+2SD（2 倍标准差）；3SD：M（平均值）+3SD（3 倍标准差）。

附录 1-3　2～4 岁男童超重肥胖判定标准
（WHO 2006 年发布的生长发育标准）

对 2～4 岁儿童采用 WHO 2006 年生长发育标准，2SD<WHZ≤3SD 为超重，WHZ>3SD 为肥胖。

身高 /cm	M	S	−3SD	−2SD	−1SD	Median	1SD	2SD	3SD
65.0	7.432 7	0.082 17	5.9	6.3	6.9	7.4	8.1	8.8	9.6
65.5	7.550 4	0.082 14	6.0	6.4	7.0	7.6	8.2	8.9	9.8
66.0	7.667 3	0.082 12	6.1	6.5	7.1	7.7	8.3	9.1	9.9
66.5	7.783 4	0.082 12	6.1	6.6	7.2	7.8	8.5	9.2	10.1
67.0	7.898 6	0.082 13	6.2	6.7	7.3	7.9	8.6	9.4	10.2
67.5	8.013 2	0.082 14	6.3	6.8	7.4	8.0	8.7	9.5	10.4
68.0	8.127 2	0.082 17	6.4	6.9	7.5	8.1	8.8	9.6	10.5
68.5	8.241 0	0.082 21	6.5	7.0	7.6	8.2	9.0	9.8	10.7
69.0	8.354 7	0.082 26	6.6	7.1	7.7	8.4	9.1	9.9	10.8
69.5	8.468 0	0.082 31	6.7	7.2	7.8	8.5	9.2	10.0	11.0
70.0	8.580 8	0.082 37	6.8	7.3	7.9	8.6	9.3	10.2	11.1
70.5	8.692 7	0.082 43	6.9	7.4	8.0	8.7	9.5	10.3	11.3
71.0	8.803 6	0.082 50	6.9	7.5	8.1	8.8	9.6	10.4	11.4
71.5	8.913 5	0.082 57	7.0	7.6	8.2	8.9	9.7	10.6	11.6
72.0	9.022 1	0.082 64	7.1	7.7	8.3	9.0	9.8	10.7	11.7
72.5	9.129 2	0.082 72	7.2	7.8	8.4	9.1	9.9	10.8	11.8
73.0	9.234 7	0.082 78	7.3	7.9	8.5	9.2	10.0	11.0	12.0
73.5	9.339 0	0.082 85	7.4	7.9	8.6	9.3	10.2	11.1	12.1
74.0	9.442 0	0.082 92	7.4	8.0	8.7	9.4	10.3	11.2	12.2
74.5	9.543 8	0.082 98	7.5	8.1	8.8	9.5	10.4	11.3	12.4
75.0	9.644 0	0.083 03	7.6	8.2	8.9	9.6	10.5	11.4	12.5
75.5	9.742 5	0.083 08	7.7	8.3	9.0	9.7	10.6	11.6	12.6
76.0	9.839 2	0.083 12	7.7	8.4	9.1	9.8	10.7	11.7	12.8
76.5	9.934 1	0.083 15	7.8	8.5	9.2	9.9	10.8	11.8	12.9
77.0	10.027 4	0.083 17	7.9	8.5	9.2	10.0	10.9	11.9	13.0
77.5	10.119 4	0.083 18	8.0	8.6	9.3	10.1	11.0	12.0	13.1
78.0	10.210 5	0.083 17	8.0	8.7	9.4	10.2	11.1	12.1	13.3
78.5	10.301 2	0.083 15	8.1	8.8	9.5	10.3	11.2	12.2	13.4
79.0	10.392 3	0.083 11	8.2	8.8	9.6	10.4	11.3	12.3	13.5
79.5	10.484 5	0.083 05	8.3	8.9	9.7	10.5	11.4	12.4	13.6
80.0	10.578 1	0.082 98	8.3	9.0	9.7	10.6	11.5	12.6	13.7
80.5	10.673 7	0.082 90	8.4	9.1	9.8	10.7	11.6	12.7	13.8
81.0	10.771 8	0.082 79	8.5	9.2	9.9	10.8	11.7	12.8	14.0
81.5	10.872 8	0.082 68	8.6	9.3	10.0	10.9	11.8	12.9	14.1

续表

身高/cm	M	S	−3SD	−2SD	−1SD	Median	1SD	2SD	3SD
82.0	10.9772	0.08255	8.7	9.3	10.1	11.0	11.9	13.0	14.2
82.5	11.0851	0.08241	8.7	9.4	10.2	11.1	12.1	13.1	14.4
83.0	11.1966	0.08225	8.8	9.5	10.3	11.2	12.2	13.3	14.5
83.5	11.3114	0.08209	8.9	9.6	10.4	11.3	12.3	13.4	14.6
84.0	11.4290	0.08191	9.0	9.7	10.5	11.4	12.4	13.5	14.8
84.5	11.5490	0.08174	9.1	9.9	10.7	11.5	12.5	13.7	14.9
85.0	11.6707	0.08156	9.2	10.0	10.8	11.7	12.7	13.8	15.1
85.5	11.7937	0.08138	9.3	10.1	10.9	11.8	12.8	13.9	15.2
86.0	11.9173	0.08121	9.4	10.2	11.0	11.9	12.9	14.1	15.4
86.5	12.0411	0.08105	9.5	10.3	11.1	12.0	13.1	14.2	15.5
87.0	12.1645	0.08090	9.6	10.4	11.2	12.2	13.2	14.4	15.7
87.5	12.2871	0.08076	9.7	10.5	11.3	12.3	13.3	14.5	15.8
88.0	12.4089	0.08064	9.8	10.6	11.5	12.4	13.5	14.7	16.0
88.5	12.5298	0.08054	9.9	10.7	11.6	12.5	13.6	14.8	16.1
89.0	12.6495	0.08045	10.0	10.8	11.7	12.6	13.7	14.9	16.3
89.5	12.7683	0.08038	10.1	10.9	11.8	12.8	13.9	15.1	16.4
90.0	12.8864	0.08032	10.2	11.0	11.9	12.9	14.0	15.2	16.6
90.5	13.0038	0.08028	10.3	11.1	12.0	13.0	14.1	15.3	16.7
91.0	13.1209	0.08025	10.4	11.2	12.1	13.1	14.2	15.5	16.9
91.5	13.2376	0.08024	10.5	11.3	12.2	13.2	14.4	15.6	17.0
92.0	13.3541	0.08025	10.6	11.4	12.3	13.4	14.5	15.8	17.2
92.5	13.4705	0.08027	10.7	11.5	12.4	13.5	14.6	15.9	17.3
93.0	13.5870	0.08031	10.8	11.6	12.6	13.6	14.7	16.0	17.5
93.5	13.7041	0.08036	10.9	11.7	12.7	13.7	14.9	16.2	17.6
94.0	13.8217	0.08043	11.0	11.8	12.8	13.8	15.0	16.3	17.8
94.5	13.9403	0.08051	11.1	11.9	12.9	13.9	15.1	16.5	17.9
95.0	14.0600	0.08060	11.1	12.0	13.0	14.1	15.3	16.6	18.1
95.5	14.1811	0.08071	11.2	12.1	13.1	14.2	15.4	16.7	18.3
96.0	14.3037	0.08083	11.3	12.2	13.2	14.3	15.5	16.9	18.4
96.5	14.4282	0.08097	11.4	12.3	13.3	14.4	15.7	17.0	18.6
97.0	14.5547	0.08112	11.5	12.4	13.4	14.6	15.8	17.2	18.8
97.5	14.6832	0.08129	11.6	12.5	13.6	14.7	15.9	17.4	18.9
98.0	14.8140	0.08146	11.7	12.6	13.7	14.8	16.1	17.5	19.1
98.5	14.9468	0.08165	11.8	12.8	13.8	14.9	16.2	17.7	19.3
99.0	15.0818	0.08185	11.9	12.9	13.9	15.1	16.4	17.9	19.5
99.5	15.2187	0.08206	12.0	13.0	14.0	15.2	16.5	18.0	19.7
100.0	15.3576	0.08229	12.1	13.1	14.2	15.4	16.7	18.2	19.9
100.5	15.4985	0.08252	12.2	13.2	14.3	15.5	16.9	18.4	20.1
101.0	15.6412	0.08277	12.3	13.3	14.4	15.6	17.0	18.5	20.3
101.5	15.7857	0.08302	12.4	13.4	14.5	15.8	17.2	18.7	20.5
102.0	15.9320	0.08328	12.5	13.6	14.7	15.9	17.3	18.9	20.7

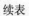

续表

身高 /cm	M	S	−3SD	−2SD	−1SD	Median	1SD	2SD	3SD
102.5	16.080 1	0.083 54	12.6	13.7	14.8	16.1	17.5	19.1	20.9
103.0	16.229 8	0.083 81	12.8	13.8	14.9	16.2	17.7	19.3	21.1
103.5	16.381 2	0.084 08	12.9	13.9	15.1	16.4	17.8	19.5	21.3
104.0	16.534 2	0.084 36	13.0	14.0	15.2	16.5	18.0	19.7	21.6
104.5	16.688 9	0.084 64	13.1	14.2	15.4	16.7	18.2	19.9	21.8
105.0	16.845 4	0.084 93	13.2	14.3	15.5	16.8	18.4	20.1	22.0
105.5	17.003 6	0.085 21	13.3	14.4	15.6	17.0	18.5	20.3	22.2
106.0	17.163 7	0.085 51	13.4	14.5	15.8	17.2	18.7	20.5	22.5
106.5	17.325 6	0.085 80	13.5	14.7	15.9	17.3	18.9	20.7	22.7
107.0	17.489 4	0.086 11	13.7	14.8	16.1	17.5	19.1	20.9	22.9
107.5	17.655 0	0.086 41	13.8	14.9	16.2	17.7	19.3	21.1	23.2
108.0	17.822 6	0.086 73	13.9	15.1	16.4	17.8	19.5	21.3	23.4
108.5	17.992 4	0.087 04	14.0	15.2	16.5	18.0	19.7	21.5	23.7
109.0	18.164 5	0.087 36	14.1	15.3	16.7	18.2	19.8	21.8	23.9
109.5	18.339 0	0.087 68	14.3	15.5	16.8	18.3	20.0	22.0	24.2
110.0	18.515 8	0.088 00	14.4	15.6	17.0	18.5	20.2	22.2	24.4
110.5	18.694 8	0.088 32	14.5	15.8	17.1	18.7	20.4	22.4	24.7
111.0	18.875 9	0.088 64	14.6	15.9	17.3	18.9	20.7	22.7	25.0
111.5	19.059 0	0.088 96	14.8	16.0	17.5	19.1	20.9	22.9	25.2
112.0	19.243 9	0.089 28	14.9	16.2	17.6	19.2	21.1	23.1	25.5
112.5	19.430 4	0.089 60	15.0	16.3	17.8	19.4	21.3	23.4	25.8
113.0	19.618 5	0.089 91	15.2	16.5	18.0	19.6	21.5	23.6	26.0
113.5	19.808 1	0.090 22	15.3	16.6	18.1	19.8	21.7	23.9	26.3
114.0	19.999 0	0.090 54	15.4	16.8	18.3	20.0	21.9	24.1	26.6
114.5	20.191 2	0.090 85	15.6	16.9	18.5	20.2	22.1	24.4	26.9
115.0	20.384 6	0.091 16	15.7	17.1	18.6	20.4	22.4	24.6	27.2
115.5	20.578 9	0.091 47	15.8	17.2	18.8	20.6	22.6	24.9	27.5
116.0	20.774 1	0.091 77	16.0	17.4	19.0	20.8	22.8	25.1	27.8
116.5	20.970 0	0.092 08	16.1	17.5	19.2	21.0	23.0	25.4	28.0
117.0	21.166 6	0.092 39	16.2	17.7	19.3	21.2	23.3	25.6	28.3
117.5	21.363 6	0.092 70	16.4	17.9	19.5	21.4	23.5	25.9	28.6
118.0	21.561 1	0.093 00	16.5	18.0	19.7	21.6	23.7	26.1	28.9
118.5	21.758 8	0.093 31	16.7	18.2	19.9	21.8	23.9	26.4	29.2
119.0	21.956 8	0.093 62	16.8	18.3	20.0	22.0	24.1	26.6	29.5
119.5	22.154 9	0.093 93	16.9	18.5	20.2	22.2	24.4	26.9	29.8
120.0	22.353 0	0.094 24	17.1	18.6	20.4	22.4	24.6	27.2	30.1

M: 平均值；S: 标准差；−3SD: M（平均值）−3SD（3 倍标准差）；−2SD: M（平均值）−2SD（2 倍标准差）；−1SD: M（平均值）−1SD（1 倍标准差）；Median:（中位数）；1SD: M（平均值）+1SD（1 倍标准差）；2SD: M（平均值）+2SD（2 倍标准差）；3SD: M（平均值）+3SD（3 倍标准差）。

附录1-4 2～4岁女童超重肥胖判定标准
（WHO 2006年发布的生长发育标准）

对2～4岁儿童采用WHO 2006年生长发育标准，2SD<WHZ≤3SD为超重，WHZ>3SD为肥胖。

身高/cm	M	S	−3SD	−2SD	−1SD	Median	1SD	2SD	3SD
65.0	7.2402	0.09113	5.6	6.1	6.6	7.2	7.9	8.7	9.7
65.5	7.3523	0.09109	5.7	6.2	6.7	7.4	8.1	8.9	9.8
66.0	7.4630	0.09104	5.8	6.3	6.8	7.5	8.2	9.0	10.0
66.5	7.5724	0.09099	5.8	6.4	6.9	7.6	8.3	9.1	10.1
67.0	7.6806	0.09094	5.9	6.4	7.0	7.7	8.4	9.3	10.2
67.5	7.7874	0.09088	6.0	6.5	7.1	7.8	8.5	9.4	10.4
68.0	7.8930	0.09083	6.1	6.6	7.2	7.9	8.7	9.5	10.5
68.5	7.9976	0.09077	6.2	6.7	7.3	8.0	8.8	9.7	10.7
69.0	8.1012	0.09071	6.3	6.8	7.4	8.1	8.9	9.8	10.8
69.5	8.2039	0.09065	6.3	6.9	7.5	8.2	9.0	9.9	10.9
70.0	8.3058	0.09059	6.4	7.0	7.6	8.3	9.1	10.0	11.1
70.5	8.4071	0.09053	6.5	7.1	7.7	8.4	9.2	10.1	11.2
71.0	8.5078	0.09047	6.6	7.1	7.8	8.5	9.3	10.3	11.3
71.5	8.6078	0.09041	6.7	7.2	7.9	8.6	9.4	10.4	11.5
72.0	8.7070	0.09035	6.7	7.3	8.0	8.7	9.5	10.5	11.6
72.5	8.8053	0.09028	6.8	7.4	8.1	8.8	9.7	10.6	11.7
73.0	8.9025	0.09022	6.9	7.5	8.1	8.9	9.8	10.7	11.8
73.5	8.9983	0.09016	7.0	7.6	8.2	9.0	9.9	10.8	12.0
74.0	9.0928	0.09009	7.0	7.6	8.3	9.1	10.0	11.0	12.1
74.5	9.1862	0.09003	7.1	7.7	8.4	9.2	10.1	11.1	12.2
75.0	9.2786	0.08996	7.2	7.8	8.5	9.3	10.2	11.2	12.3
75.5	9.3703	0.08989	7.2	7.9	8.6	9.4	10.3	11.3	12.5
76.0	9.4617	0.08983	7.3	8.0	8.7	9.5	10.4	11.4	12.6
76.5	9.5533	0.08976	7.4	8.0	8.7	9.6	10.5	11.5	12.7
77.0	9.6456	0.08969	7.5	8.1	8.8	9.6	10.6	11.6	12.8
77.5	9.7390	0.08963	7.5	8.2	8.9	9.7	10.7	11.7	12.9
78.0	9.8338	0.08956	7.6	8.3	9.0	9.8	10.8	11.8	13.1
78.5	9.9303	0.08950	7.7	8.4	9.1	9.9	10.9	12.0	13.2
79.0	10.0289	0.08943	7.8	8.4	9.2	10.0	11.0	12.1	13.3
79.5	10.1298	0.08937	7.8	8.5	9.3	10.1	11.1	12.2	13.4
80.0	10.2332	0.08932	7.9	8.6	9.4	10.2	11.2	12.3	13.6
80.5	10.3393	0.08926	8.0	8.7	9.5	10.3	11.3	12.4	13.7
81.0	10.4477	0.08921	8.1	8.8	9.6	10.4	11.4	12.6	13.9
81.5	10.5586	0.08916	8.2	8.9	9.7	10.6	11.6	12.7	14.0

续表

身高 /cm	M	S	−3SD	−2SD	−1SD	Median	1SD	2SD	3SD
82.0	10.671 9	0.089 12	8.3	9.0	9.8	10.7	11.7	12.8	14.1
82.5	10.787 4	0.089 08	8.4	9.1	9.9	10.8	11.8	13.0	14.3
83.0	10.905 1	0.089 05	8.5	9.2	10.0	10.9	11.9	13.1	14.5
83.5	11.024 8	0.089 02	8.5	9.3	10.1	11.0	12.1	13.3	14.6
84.0	11.146 2	0.088 99	8.6	9.4	10.2	11.1	12.2	13.4	14.8
84.5	11.269 1	0.088 97	8.7	9.5	10.3	11.3	12.3	13.5	14.9
85.0	11.393 4	0.088 96	8.8	9.6	10.4	11.4	12.5	13.7	15.1
85.5	11.518 6	0.088 95	8.9	9.7	10.6	11.5	12.6	13.8	15.3
86.0	11.644 4	0.088 95	9.0	9.8	10.7	11.6	12.7	14.0	15.4
86.5	11.770 5	0.088 95	9.1	9.9	10.8	11.8	12.9	14.2	15.6
87.0	11.896 5	0.088 96	9.2	10.0	10.9	11.9	13.0	14.3	15.8
87.5	12.022 3	0.088 97	9.3	10.1	11.0	12.0	13.2	14.5	15.9
88.0	12.147 8	0.088 99	9.4	10.2	11.1	12.1	13.3	14.6	16.1
88.5	12.272 9	0.089 01	9.5	10.3	11.2	12.3	13.4	14.8	16.3
89.0	12.397 6	0.089 04	9.6	10.4	11.4	12.4	13.6	14.9	16.4
89.5	12.522 0	0.089 07	9.7	10.5	11.5	12.5	13.7	15.1	16.6
90.0	12.646 1	0.089 11	9.8	10.6	11.6	12.6	13.8	15.2	16.8
90.5	12.770 0	0.089 15	9.9	10.7	11.7	12.8	14.0	15.4	16.9
91.0	12.893 9	0.089 20	10.0	10.9	11.8	12.9	14.1	15.5	17.1
91.5	13.017 7	0.089 25	10.1	11.0	11.9	13.0	14.3	15.7	17.3
92.0	13.141 5	0.089 31	10.2	11.1	12.0	13.1	14.4	15.8	17.4
92.5	13.265 4	0.089 37	10.3	11.2	12.1	13.3	14.5	16.0	17.6
93.0	13.389 6	0.089 44	10.4	11.3	12.3	13.4	14.7	16.1	17.8
93.5	13.514 2	0.089 51	10.5	11.4	12.4	13.5	14.8	16.3	17.9
94.0	13.639 3	0.089 59	10.6	11.5	12.5	13.6	14.9	16.4	18.1
94.5	13.765 0	0.089 67	10.7	11.6	12.6	13.8	15.1	16.6	18.3
95.0	13.891 4	0.089 75	10.8	11.7	12.7	13.9	15.2	16.7	18.5
95.5	14.018 6	0.089 84	10.8	11.8	12.8	14.0	15.4	16.9	18.6
96.0	14.146 6	0.089 94	10.9	11.9	12.9	14.1	15.5	17.0	18.8
96.5	14.275 7	0.090 04	11.0	12.0	13.1	14.3	15.6	17.2	19.0
97.0	14.405 9	0.090 15	11.1	12.1	13.2	14.4	15.8	17.4	19.2
97.5	14.537 6	0.090 26	11.2	12.2	13.3	14.5	15.9	17.5	19.3
98.0	14.671 0	0.090 37	11.3	12.3	13.4	14.7	16.1	17.7	19.5
98.5	14.806 2	0.090 49	11.4	12.4	13.5	14.8	16.2	17.9	19.7
99.0	14.943 4	0.090 62	11.5	12.5	13.7	14.9	16.4	18.0	19.9
99.5	15.082 8	0.090 75	11.6	12.7	13.8	15.1	16.5	18.2	20.1
100.0	15.224 6	0.090 88	11.7	12.8	13.9	15.2	16.7	18.4	20.3
100.5	15.368 7	0.091 02	11.9	12.9	14.1	15.4	16.9	18.6	20.5
101.0	15.515 4	0.091 16	12.0	13.0	14.2	15.5	17.0	18.7	20.7
101.5	15.664 6	0.091 31	12.1	13.1	14.3	15.7	17.2	18.9	20.9

续表

身高 /cm	M	S	-3SD	-2SD	-1SD	Median	1SD	2SD	3SD
102.0	15.816 4	0.091 46	12.2	13.3	14.5	15.8	17.4	19.1	21.1
102.5	15.970 7	0.091 61	12.3	13.4	14.6	16.0	17.5	19.3	21.4
103.0	16.127 6	0.091 77	12.4	13.5	14.7	16.1	17.7	19.5	21.6
103.5	16.287 0	0.091 93	12.5	13.6	14.9	16.3	17.9	19.7	21.8
104.0	16.448 8	0.092 09	12.6	13.8	15.0	16.4	18.1	19.9	22.0
104.5	16.613 1	0.092 26	12.8	13.9	15.2	16.6	18.2	20.1	22.3
105.0	16.780 0	0.092 43	12.9	14.0	15.3	16.8	18.4	20.3	22.5
105.5	16.949 6	0.092 61	13.0	14.2	15.5	16.9	18.6	20.5	22.7
106.0	17.122 0	0.092 78	13.1	14.3	15.6	17.1	18.8	20.8	23.0
106.5	17.297 3	0.092 96	13.3	14.5	15.8	17.3	19.0	21.0	23.2
107.0	17.475 5	0.093 15	13.4	14.6	15.9	17.5	19.2	21.2	23.5
107.5	17.656 7	0.093 33	13.5	14.7	16.1	17.7	19.4	21.4	23.7
108.0	17.840 7	0.093 52	13.7	14.9	16.3	17.8	19.6	21.7	24.0
108.5	18.027 7	0.093 71	13.8	15.0	16.4	18.0	19.8	21.9	24.3
109.0	18.217 4	0.093 90	13.9	15.2	16.6	18.2	20.0	22.1	24.5
109.5	18.409 6	0.094 09	14.1	15.4	16.8	18.4	20.3	22.4	24.8
110.0	18.604 3	0.094 28	14.2	15.5	17.0	18.6	20.5	22.6	25.1
110.5	18.801 5	0.094 48	14.4	15.7	17.1	18.8	20.7	22.9	25.4
111.0	19.000 9	0.094 67	14.5	15.8	17.3	19.0	20.9	23.1	25.7
111.5	19.202 4	0.094 87	14.7	16.0	17.5	19.2	21.2	23.4	26.0
112.0	19.406 0	0.095 07	14.8	16.2	17.7	19.4	21.4	23.6	26.2
112.5	19.611 6	0.095 27	15.0	16.3	17.9	19.6	21.6	23.9	26.5
113.0	19.819 0	0.095 46	15.1	16.5	18.0	19.8	21.8	24.2	26.8
113.5	20.028 0	0.095 66	15.3	16.7	18.2	20.0	22.1	24.4	27.1
114.0	20.238 5	0.095 86	15.4	16.8	18.4	20.2	22.3	24.7	27.4
114.5	20.450 2	0.096 06	15.6	17.0	18.6	20.5	22.6	25.0	27.8
115.0	20.662 9	0.096 26	15.7	17.2	18.8	20.7	22.8	25.2	28.1
115.5	20.876 6	0.096 46	15.9	17.3	19.0	20.9	23.0	25.5	28.4
116.0	21.090 9	0.096 66	16.0	17.5	19.2	21.1	23.3	25.8	28.7
116.5	21.305 9	0.096 86	16.2	17.7	19.4	21.3	23.5	26.1	29.0
117.0	21.521 3	0.097 07	16.3	17.8	19.6	21.5	23.8	26.3	29.3
117.5	21.737 0	0.097 27	16.5	18.0	19.8	21.7	24.0	26.6	29.6
118.0	21.952 9	0.097 47	16.6	18.2	19.9	22.0	24.2	26.9	29.9
118.5	22.169 0	0.097 67	16.8	18.4	20.1	22.2	24.5	27.2	30.3
119.0	22.385 1	0.097 88	16.9	18.5	20.3	22.4	24.7	27.4	30.6
119.5	22.601 2	0.098 08	17.1	18.7	20.5	22.6	25.0	27.7	30.9
120.0	22.817 3	0.098 28	17.3	18.9	20.7	22.8	25.2	28.0	31.2

M：平均值；*S*：标准差；-3*SD*：*M*（平均值）-3*SD*（3 倍标准差）；-2*SD*：*M*（平均值）-2*SD*（2 倍标准差）；-1*SD*：*M*（平均值）-1*SD*（1 倍标准差）；*Median*：（中位数）；1*SD*：*M*（平均值）+1*SD*（1 倍标准差）；2*SD*：*M*（平均值）+2*SD*（2 倍标准差）；3*SD*：*M*（平均值）+3*SD*（3 倍标准差）。

附录 1-5 5~17 岁男童超重肥胖判定标准（WHO 2007 年标准）

方框标记出来的部分分别是对应的年龄（月龄）男童和超重肥胖界限，1SD<BMIZ≤2SD 为超重，BMIZ>2SD 为肥胖。

BMI-for-age BOYS
5 to 19 years (Z-scores)

Year: Month	Month	L	M	S	-3 SD	-2 SD	-1 SD	Median	1 SD	2 SD	3 SD
5: 1	61	-0.7387	15.2641	0.08390	12.1	13.0	14.1	15.3	16.6	18.3	20.2
5: 2	62	-0.7621	15.2616	0.08414	12.1	13.0	14.1	15.3	16.6	18.3	20.2
5: 3	63	-0.7856	15.2604	0.08439	12.1	13.0	14.1	15.3	16.7	18.3	20.3
5: 4	64	-0.8089	15.2605	0.08464	12.1	13.0	14.1	15.3	16.7	18.3	20.3
5: 5	65	-0.8322	15.2619	0.08490	12.1	13.0	14.1	15.3	16.7	18.3	20.3
5: 6	66	-0.8554	15.2645	0.08516	12.1	13.0	14.1	15.3	16.7	18.4	20.4
5: 7	67	-0.8785	15.2684	0.08543	12.1	13.0	14.1	15.3	16.7	18.4	20.4
5: 8	68	-0.9015	15.2737	0.08570	12.1	13.0	14.1	15.3	16.7	18.4	20.5
5: 9	69	-0.9243	15.2801	0.08597	12.1	13.0	14.1	15.3	16.7	18.4	20.5
5:10	70	-0.9471	15.2877	0.08625	12.1	13.0	14.1	15.3	16.7	18.5	20.6
5:11	71	-0.9697	15.2965	0.08653	12.1	13.0	14.1	15.3	16.7	18.5	20.6
6: 0	72	-0.9921	15.3062	0.08682	12.1	13.0	14.1	15.3	16.8	18.5	20.7
6: 1	73	-1.0144	15.3169	0.08711	12.1	13.0	14.1	15.3	16.8	18.6	20.8
6: 2	74	-1.0365	15.3285	0.08741	12.2	13.1	14.1	15.3	16.8	18.6	20.8
6: 3	75	-1.0584	15.3408	0.08771	12.2	13.1	14.1	15.3	16.8	18.6	20.9
6: 4	76	-1.0801	15.3540	0.08802	12.2	13.1	14.1	15.4	16.9	18.7	21.0
6: 5	77	-1.1017	15.3679	0.08833	12.2	13.1	14.1	15.4	16.9	18.7	21.0
6: 6	78	-1.1230	15.3825	0.08865	12.2	13.1	14.1	15.4	16.9	18.7	21.1
6: 7	79	-1.1441	15.3978	0.08898	12.2	13.1	14.1	15.4	16.9	18.8	21.2
6: 8	80	-1.1649	15.4137	0.08931	12.2	13.1	14.2	15.4	16.9	18.8	21.3
6: 9	81	-1.1856	15.4302	0.08964	12.2	13.1	14.2	15.4	17.0	18.9	21.3
6:10	82	-1.2060	15.4473	0.08998	12.2	13.1	14.2	15.4	17.0	18.9	21.4
6:11	83	-1.2261	15.4650	0.09033	12.2	13.1	14.2	15.5	17.0	19.0	21.5
7: 0	84	-1.2460	15.4832	0.09068	12.3	13.1	14.2	15.5	17.0	19.0	21.6
7: 1	85	-1.2656	15.5019	0.09103	12.3	13.2	14.2	15.5	17.1	19.1	21.7
7: 2	86	-1.2849	15.5210	0.09139	12.3	13.2	14.2	15.5	17.1	19.1	21.8

2007 WHO Reference

BMI-for-age BOYS
5 to 19 years (Z-scores)

Year: Month	Month	L	M	S	-3 SD	-2 SD	-1 SD	Median	1 SD	2 SD	3 SD
7: 3	87	-1.3040	15.5407	0.09176	12.3	13.2	14.3	15.5	17.1	19.2	21.9
7: 4	88	-1.3228	15.5608	0.09213	12.3	13.2	14.3	15.6	17.2	19.2	22.0
7: 5	89	-1.3414	15.5814	0.09251	12.3	13.2	14.3	15.6	17.2	19.3	22.0
7: 6	90	-1.3596	15.6023	0.09289	12.3	13.2	14.3	15.6	17.2	19.3	22.1
7: 7	91	-1.3776	15.6237	0.09327	12.3	13.2	14.3	15.6	17.3	19.4	22.2
7: 8	92	-1.3953	15.6455	0.09366	12.3	13.2	14.3	15.6	17.3	19.4	22.4
7: 9	93	-1.4126	15.6677	0.09406	12.4	13.3	14.3	15.7	17.3	19.5	22.5
7:10	94	-1.4297	15.6903	0.09445	12.4	13.3	14.4	15.7	17.4	19.6	22.6
7:11	95	-1.4464	15.7133	0.09486	12.4	13.3	14.4	15.7	17.4	19.6	22.7
8: 0	96	-1.4629	15.7368	0.09526	12.4	13.3	14.4	15.7	17.4	19.7	22.8
8: 1	97	-1.4790	15.7606	0.09567	12.4	13.3	14.4	15.8	17.5	19.7	22.9
8: 2	98	-1.4947	15.7848	0.09609	12.4	13.3	14.4	15.8	17.5	19.8	23.0
8: 3	99	-1.5101	15.8094	0.09651	12.4	13.3	14.4	15.8	17.5	19.9	23.1
8: 4	100	-1.5252	15.8344	0.09693	12.4	13.4	14.5	15.8	17.6	19.9	23.3
8: 5	101	-1.5399	15.8597	0.09735	12.5	13.4	14.5	15.9	17.6	20.0	23.4
8: 6	102	-1.5542	15.8855	0.09778	12.5	13.4	14.5	15.9	17.7	20.1	23.5
8: 7	103	-1.5681	15.9116	0.09821	12.5	13.4	14.5	15.9	17.7	20.1	23.6
8: 8	104	-1.5817	15.9381	0.09864	12.5	13.4	14.5	15.9	17.7	20.2	23.8
8: 9	105	-1.5948	15.9651	0.09907	12.5	13.4	14.6	16.0	17.8	20.3	23.9
8:10	106	-1.6076	15.9925	0.09951	12.5	13.5	14.6	16.0	17.8	20.3	24.0
8:11	107	-1.6199	16.0205	0.09994	12.5	13.5	14.6	16.0	17.9	20.4	24.2
9: 0	108	-1.6318	16.0490	0.10038	12.6	13.5	14.6	16.0	17.9	20.5	24.3
9: 1	109	-1.6433	16.0781	0.10082	12.6	13.5	14.6	16.1	18.0	20.5	24.4
9: 2	110	-1.6544	16.1078	0.10126	12.6	13.5	14.6	16.1	18.0	20.6	24.6
9: 3	111	-1.6651	16.1381	0.10170	12.6	13.5	14.7	16.1	18.0	20.7	24.7

2007 WHO Reference

BMI-for-age BOYS
5 to 19 years (Z-scores)

Year: Month	Month	L	M	S	-3 SD	-2 SD	-1 SD	Median	1 SD	2 SD	3 SD
										Z-scores (BMI in kg/m²)	
9: 4	112	-1.6753	16.1692	0.10214	12.6	13.6	14.7	16.2	18.1	20.8	24.9
9: 5	113	-1.6851	16.2009	0.10259	12.6	13.6	14.7	16.2	18.1	20.8	25.0
9: 6	114	-1.6944	16.2333	0.10303	12.7	13.6	14.8	16.2	18.2	20.9	25.1
9: 7	115	-1.7032	16.2665	0.10347	12.7	13.6	14.8	16.3	18.2	21.0	25.3
9: 8	116	-1.7116	16.3004	0.10391	12.7	13.6	14.8	16.3	18.3	21.1	25.5
9: 9	117	-1.7196	16.3351	0.10435	12.7	13.7	14.8	16.3	18.3	21.2	25.6
9:10	118	-1.7271	16.3704	0.10478	12.7	13.7	14.9	16.4	18.4	21.2	25.8
9:11	119	-1.7341	16.4065	0.10522	12.8	13.7	14.9	16.4	18.4	21.3	25.9
10: 0	120	-1.7407	16.4433	0.10566	12.8	13.7	14.9	16.4	18.5	21.4	26.1
10: 1	121	-1.7468	16.4807	0.10609	12.8	13.8	15.0	16.5	18.5	21.5	26.2
10: 2	122	-1.7525	16.5189	0.10652	12.8	13.8	15.0	16.5	18.6	21.6	26.4
10: 3	123	-1.7578	16.5578	0.10695	12.8	13.8	15.0	16.6	18.6	21.7	26.6
10: 4	124	-1.7626	16.5974	0.10738	12.9	13.8	15.0	16.6	18.7	21.7	26.7
10: 5	125	-1.7670	16.6376	0.10780	12.9	13.9	15.1	16.6	18.8	21.8	26.9
10: 6	126	-1.7710	16.6786	0.10823	12.9	13.9	15.1	16.7	18.8	21.9	27.0
10: 7	127	-1.7745	16.7203	0.10865	12.9	13.9	15.1	16.7	18.9	22.0	27.2
10: 8	128	-1.7777	16.7628	0.10906	13.0	13.9	15.2	16.8	18.9	22.1	27.4
10: 9	129	-1.7804	16.8059	0.10948	13.0	14.0	15.2	16.8	19.0	22.2	27.5
10:10	130	-1.7828	16.8497	0.10989	13.0	14.0	15.2	16.9	19.0	22.3	27.7
10:11	131	-1.7847	16.8941	0.11030	13.0	14.0	15.3	16.9	19.1	22.4	27.9
11: 0	132	-1.7862	16.9392	0.11070	13.1	14.1	15.3	16.9	19.2	22.5	28.0
11: 1	133	-1.7873	16.9850	0.11110	13.1	14.1	15.3	17.0	19.2	22.5	28.2
11: 2	134	-1.7881	17.0314	0.11150	13.1	14.1	15.4	17.0	19.3	22.6	28.4
11: 3	135	-1.7884	17.0784	0.11189	13.1	14.1	15.4	17.1	19.3	22.7	28.5
2007 WHO Reference											

Page 3 of 7

BMI-for-age BOYS
5 to 19 years (Z-scores)

Year: Month	Month	L	M	S	-3 SD	-2 SD	-1 SD	Median	1 SD	2 SD	3 SD
										Z-scores (BMI in kg/m²)	
11: 4	136	-1.7884	17.1262	0.11228	13.2	14.2	15.5	17.1	19.4	22.8	28.7
11: 5	137	-1.7880	17.1746	0.11266	13.2	14.2	15.5	17.2	19.5	22.9	28.8
11: 6	138	-1.7873	17.2236	0.11304	13.2	14.2	15.5	17.2	19.5	23.0	29.0
11: 7	139	-1.7861	17.2734	0.11342	13.2	14.3	15.6	17.3	19.6	23.1	29.2
11: 8	140	-1.7846	17.3240	0.11379	13.3	14.3	15.6	17.3	19.7	23.2	29.3
11: 9	141	-1.7828	17.3752	0.11415	13.3	14.3	15.7	17.4	19.7	23.3	29.5
11:10	142	-1.7806	17.4272	0.11451	13.3	14.4	15.7	17.4	19.8	23.4	29.6
11:11	143	-1.7780	17.4799	0.11487	13.4	14.4	15.7	17.5	19.9	23.5	29.8
12: 0	144	-1.7751	17.5334	0.11522	13.4	14.5	15.8	17.5	19.9	23.6	30.0
12: 1	145	-1.7719	17.5877	0.11556	13.4	14.5	15.8	17.6	20.0	23.7	30.1
12: 2	146	-1.7684	17.6427	0.11590	13.5	14.5	15.9	17.6	20.1	23.8	30.3
12: 3	147	-1.7645	17.6985	0.11623	13.5	14.6	15.9	17.7	20.2	23.9	30.4
12: 4	148	-1.7604	17.7551	0.11656	13.5	14.6	16.0	17.8	20.2	24.0	30.6
12: 5	149	-1.7559	17.8124	0.11688	13.6	14.6	16.0	17.8	20.3	24.1	30.7
12: 6	150	-1.7511	17.8704	0.11720	13.6	14.7	16.1	17.9	20.4	24.2	30.9
12: 7	151	-1.7461	17.9292	0.11751	13.6	14.7	16.1	17.9	20.4	24.3	31.0
12: 8	152	-1.7408	17.9887	0.11781	13.7	14.8	16.2	18.0	20.5	24.4	31.1
12: 9	153	-1.7352	18.0488	0.11811	13.7	14.8	16.2	18.0	20.6	24.5	31.3
12:10	154	-1.7293	18.1096	0.11841	13.7	14.8	16.3	18.1	20.7	24.6	31.4
12:11	155	-1.7232	18.1710	0.11869	13.8	14.9	16.3	18.2	20.8	24.7	31.6
13: 0	156	-1.7168	18.2330	0.11898	13.8	14.9	16.4	18.2	20.8	24.8	31.7
13: 1	157	-1.7102	18.2955	0.11925	13.8	15.0	16.4	18.3	20.9	24.9	31.8
13: 2	158	-1.7033	18.3586	0.11952	13.9	15.0	16.5	18.4	21.0	25.0	31.9
13: 3	159	-1.6962	18.4221	0.11979	13.9	15.1	16.5	18.4	21.1	25.1	32.1
2007 WHO Reference											

Page 4 of 7

BMI-for-age BOYS
5 to 19 years (Z-scores)

Year: Month	Month	L	M	S	-3 SD	-2 SD	-1 SD	Median	1 SD	2 SD	3 SD
								Z-scores (BMI in kg/m²)			
13: 4	160	-1.6888	18.4860	0.12005	14.0	15.1	16.6	18.5	21.1	25.2	32.2
13: 5	161	-1.6811	18.5502	0.12030	14.0	15.2	16.6	18.6	21.2	25.2	32.3
13: 6	162	-1.6732	18.6148	0.12055	14.0	15.2	16.7	18.6	21.3	25.3	32.4
13: 7	163	-1.6651	18.6795	0.12079	14.1	15.2	16.7	18.7	21.4	25.4	32.6
13: 8	164	-1.6568	18.7445	0.12102	14.1	15.3	16.8	18.7	21.5	25.5	32.7
13: 9	165	-1.6482	18.8095	0.12125	14.1	15.3	16.8	18.8	21.5	25.6	32.8
13:10	166	-1.6394	18.8746	0.12148	14.2	15.4	16.9	18.9	21.6	25.7	32.9
13:11	167	-1.6304	18.9398	0.12170	14.2	15.4	17.0	18.9	21.7	25.8	33.0
14: 0	168	-1.6211	19.0050	0.12191	14.3	15.5	17.0	19.0	21.8	25.9	33.1
14: 1	169	-1.6116	19.0701	0.12212	14.3	15.5	17.1	19.1	21.8	26.0	33.2
14: 2	170	-1.6020	19.1351	0.12233	14.3	15.6	17.1	19.1	21.9	26.1	33.3
14: 3	171	-1.5921	19.2000	0.12253	14.4	15.6	17.2	19.2	22.0	26.2	33.4
14: 4	172	-1.5821	19.2648	0.12272	14.4	15.7	17.2	19.3	22.1	26.3	33.5
14: 5	173	-1.5719	19.3294	0.12291	14.5	15.7	17.3	19.3	22.2	26.4	33.5
14: 6	174	-1.5615	19.3937	0.12310	14.5	15.7	17.3	19.4	22.2	26.5	33.6
14: 7	175	-1.5510	19.4578	0.12328	14.5	15.8	17.4	19.5	22.3	26.5	33.7
14: 8	176	-1.5403	19.5217	0.12346	14.6	15.8	17.4	19.5	22.4	26.6	33.8
14: 9	177	-1.5294	19.5853	0.12363	14.6	15.9	17.5	19.6	22.5	26.7	33.9
14:10	178	-1.5185	19.6486	0.12380	14.6	15.9	17.5	19.6	22.5	26.8	33.9
14:11	179	-1.5074	19.7117	0.12396	14.7	16.0	17.6	19.7	22.6	26.9	34.0
15: 0	180	-1.4961	19.7744	0.12412	14.7	16.0	17.6	19.8	22.7	27.0	34.1
15: 1	181	-1.4848	19.8367	0.12428	14.7	16.1	17.7	19.8	22.8	27.1	34.1
15: 2	182	-1.4733	19.8987	0.12443	14.8	16.1	17.8	19.9	22.8	27.1	34.2
15: 3	183	-1.4617	19.9603	0.12458	14.8	16.1	17.8	20.0	22.9	27.2	34.3

2007 WHO Reference

BMI-for-age BOYS
5 to 19 years (Z-scores)

Year: Month	Month	L	M	S	-3 SD	-2 SD	-1 SD	Median	1 SD	2 SD	3 SD
								Z-scores (BMI in kg/m²)			
15: 4	184	-1.4500	20.0215	0.12473	14.8	16.2	17.9	20.0	23.0	27.3	34.3
15: 5	185	-1.4382	20.0823	0.12487	14.9	16.2	17.9	20.1	23.0	27.4	34.4
15: 6	186	-1.4263	20.1427	0.12501	14.9	16.3	18.0	20.1	23.1	27.4	34.5
15: 7	187	-1.4143	20.2026	0.12514	15.0	16.3	18.0	20.2	23.2	27.5	34.5
15: 8	188	-1.4022	20.2621	0.12528	15.0	16.4	18.1	20.3	23.3	27.6	34.6
15: 9	189	-1.3900	20.3211	0.12541	15.0	16.4	18.1	20.3	23.3	27.7	34.6
15:10	190	-1.3777	20.3796	0.12554	15.0	16.4	18.2	20.4	23.4	27.7	34.7
15:11	191	-1.3653	20.4376	0.12567	15.1	16.5	18.2	20.4	23.5	27.8	34.7
16: 0	192	-1.3529	20.4951	0.12579	15.1	16.5	18.2	20.5	23.5	27.9	34.8
16: 1	193	-1.3403	20.5521	0.12591	15.1	16.5	18.3	20.6	23.6	27.9	34.8
16: 2	194	-1.3277	20.6085	0.12603	15.2	16.6	18.3	20.6	23.7	28.0	34.8
16: 3	195	-1.3149	20.6644	0.12615	15.2	16.6	18.4	20.7	23.7	28.1	34.9
16: 4	196	-1.3021	20.7197	0.12627	15.2	16.7	18.4	20.7	23.8	28.1	34.9
16: 5	197	-1.2892	20.7745	0.12638	15.3	16.7	18.5	20.8	23.8	28.2	35.0
16: 6	198	-1.2762	20.8287	0.12650	15.3	16.7	18.5	20.8	23.9	28.3	35.0
16: 7	199	-1.2631	20.8824	0.12661	15.3	16.8	18.6	20.9	24.0	28.3	35.0
16: 8	200	-1.2499	20.9355	0.12672	15.3	16.8	18.6	20.9	24.0	28.4	35.1
16: 9	201	-1.2366	20.9881	0.12683	15.4	16.8	18.7	21.0	24.1	28.5	35.1
16:10	202	-1.2233	21.0400	0.12694	15.4	16.9	18.7	21.0	24.2	28.5	35.1
16:11	203	-1.2098	21.0914	0.12704	15.4	16.9	18.7	21.1	24.2	28.6	35.2
17: 0	204	-1.1962	21.1423	0.12715	15.4	16.9	18.8	21.1	24.3	28.6	35.2
17: 1	205	-1.1826	21.1925	0.12726	15.5	17.0	18.8	21.2	24.3	28.7	35.2
17: 2	206	-1.1688	21.2423	0.12736	15.5	17.0	18.9	21.2	24.4	28.7	35.2
17: 3	207	-1.1550	21.2914	0.12746	15.5	17.0	18.9	21.3	24.4	28.8	35.3

2007 WHO Reference

BMI-for-age BOYS

5 to 19 years (*Z*-scores)

Year: Month	Month	L	M	S	Z-scores (BMI in kg/m²)						
					-3 SD	-2 SD	-1 SD	Median	1 SD	2 SD	3 SD
17: 4	208	-1.1410	21.3400	0.12756	15.5	17.1	18.9	21.3	24.5	28.9	35.3
17: 5	209	-1.1270	21.3880	0.12767	15.6	17.1	19.0	21.4	24.5	28.9	35.3
17: 6	210	-1.1129	21.4354	0.12777	15.6	17.1	19.0	21.4	24.6	29.0	35.3
17: 7	211	-1.0986	21.4822	0.12787	15.6	17.1	19.1	21.5	24.7	29.0	35.4
17: 8	212	-1.0843	21.5285	0.12797	15.6	17.2	19.1	21.5	24.7	29.1	35.4
17: 9	213	-1.0699	21.5742	0.12807	15.6	17.2	19.1	21.6	24.8	29.1	35.4
17:10	214	-1.0553	21.6193	0.12816	15.7	17.2	19.2	21.6	24.8	29.2	35.4
17:11	215	-1.0407	21.6638	0.12826	15.7	17.3	19.2	21.7	24.9	29.2	35.4
18: 0	216	-1.0260	21.7077	0.12836	15.7	17.3	19.2	21.7	24.9	29.2	35.4
18: 1	217	-1.0112	21.7510	0.12845	15.7	17.3	19.3	21.8	25.0	29.3	35.4
18: 2	218	-0.9962	21.7937	0.12855	15.7	17.3	19.3	21.8	25.0	29.3	35.5
18: 3	219	-0.9812	21.8358	0.12864	15.7	17.4	19.3	21.8	25.1	29.4	35.5
18: 4	220	-0.9661	21.8773	0.12874	15.8	17.4	19.4	21.9	25.1	29.4	35.5
18: 5	221	-0.9509	21.9182	0.12883	15.8	17.4	19.4	21.9	25.1	29.5	35.5
18: 6	222	-0.9356	21.9585	0.12893	15.8	17.4	19.4	22.0	25.2	29.5	35.5
18: 7	223	-0.9202	21.9982	0.12902	15.8	17.5	19.5	22.0	25.2	29.5	35.5
18: 8	224	-0.9048	22.0374	0.12911	15.8	17.5	19.5	22.0	25.3	29.6	35.5
18: 9	225	-0.8892	22.0760	0.12920	15.8	17.5	19.5	22.1	25.3	29.6	35.5
18:10	226	-0.8735	22.1140	0.12930	15.8	17.5	19.6	22.1	25.4	29.6	35.5
18:11	227	-0.8578	22.1514	0.12939	15.8	17.5	19.6	22.2	25.4	29.7	35.5
19: 0	228	-0.8419	22.1883	0.12948	15.9	17.6	19.6	22.2	25.4	29.7	35.5

2007 WHO Reference

Page 7 of 7

附录 1-6　5～17 岁女童超重肥胖判定标准（WHO 2007 年标准）

　　方框标记出来的部分分别是对应的年龄（月龄）女童和超重肥胖界限，1SD<BMIZ≤2SD 为超重，BMIZ>2SD 为肥胖。

BMI-for-age GIRLS

5 to 19 years (*Z*-scores)

World Health Organization

Year: Month	Month	L	M	S	Z-scores (BMI in kg/m²)						
					-3 SD	-2 SD	-1 SD	Median	1 SD	2 SD	3 SD
5: 1	61	-0.8886	15.2441	0.09692	11.8	12.7	13.9	15.2	16.9	18.9	21.3
5: 2	62	-0.9068	15.2434	0.09738	11.8	12.7	13.9	15.2	16.9	18.9	21.4
5: 3	63	-0.9248	15.2433	0.09783	11.8	12.7	13.9	15.2	16.9	18.9	21.5
5: 4	64	-0.9427	15.2438	0.09829	11.8	12.7	13.9	15.2	16.9	18.9	21.5
5: 5	65	-0.9605	15.2448	0.09875	11.7	12.7	13.9	15.2	16.9	19.0	21.6
5: 6	66	-0.9780	15.2464	0.09920	11.7	12.7	13.9	15.2	16.9	19.0	21.7
5: 7	67	-0.9954	15.2487	0.09966	11.7	12.7	13.9	15.2	16.9	19.0	21.7
5: 8	68	-1.0126	15.2516	0.10012	11.7	12.7	13.9	15.3	17.0	19.1	21.8
5: 9	69	-1.0296	15.2551	0.10058	11.7	12.7	13.9	15.3	17.0	19.1	21.9
5:10	70	-1.0464	15.2592	0.10104	11.7	12.7	13.9	15.3	17.0	19.1	22.0
5:11	71	-1.0630	15.2641	0.10149	11.7	12.7	13.9	15.3	17.0	19.2	22.1
6: 0	72	-1.0794	15.2697	0.10195	11.7	12.7	13.9	15.3	17.0	19.2	22.1
6: 1	73	-1.0956	15.2760	0.10241	11.7	12.7	13.9	15.3	17.0	19.3	22.2
6: 2	74	-1.1115	15.2831	0.10287	11.7	12.7	13.9	15.3	17.0	19.3	22.3
6: 3	75	-1.1272	15.2911	0.10333	11.7	12.7	13.9	15.3	17.1	19.3	22.4
6: 4	76	-1.1427	15.2998	0.10379	11.7	12.7	13.9	15.3	17.1	19.4	22.5
6: 5	77	-1.1579	15.3095	0.10425	11.7	12.7	13.9	15.3	17.1	19.4	22.6
6: 6	78	-1.1728	15.3200	0.10471	11.7	12.7	13.9	15.3	17.1	19.5	22.7
6: 7	79	-1.1875	15.3314	0.10517	11.7	12.7	13.9	15.3	17.2	19.5	22.8
6: 8	80	-1.2019	15.3439	0.10562	11.7	12.7	13.9	15.3	17.2	19.6	22.9
6: 9	81	-1.2160	15.3572	0.10608	11.7	12.7	13.9	15.4	17.2	19.6	23.0
6:10	82	-1.2298	15.3717	0.10654	11.7	12.7	13.9	15.4	17.2	19.7	23.1
6:11	83	-1.2433	15.3871	0.10700	11.7	12.7	13.9	15.4	17.3	19.7	23.2
7: 0	84	-1.2565	15.4036	0.10746	11.8	12.7	13.9	15.4	17.3	19.8	23.3
7: 1	85	-1.2693	15.4211	0.10792	11.8	12.7	13.9	15.4	17.3	19.8	23.4
7: 2	86	-1.2819	15.4397	0.10837	11.8	12.8	14.0	15.4	17.4	19.9	23.5

2007 WHO Reference

Page 1 of 7

BMI-for-age GIRLS

5 to 19 years (Z-scores)

Year: Month	Month	L	M	S	-3 SD	-2 SD	-1 SD	Median	1 SD	2 SD	3 SD
7: 3	87	-1.2941	15.4593	0.10883	11.8	12.8	14.0	15.5	17.4	20.0	23.6
7: 4	88	-1.3060	15.4798	0.10929	11.8	12.8	14.0	15.5	17.4	20.0	23.7
7: 5	89	-1.3175	15.5014	0.10974	11.8	12.8	14.0	15.5	17.5	20.1	23.9
7: 6	90	-1.3287	15.5240	0.11020	11.8	12.8	14.0	15.5	17.5	20.1	24.0
7: 7	91	-1.3395	15.5476	0.11065	11.8	12.8	14.0	15.5	17.5	20.2	24.1
7: 8	92	-1.3499	15.5723	0.11110	11.8	12.8	14.0	15.6	17.6	20.3	24.2
7: 9	93	-1.3600	15.5979	0.11156	11.8	12.8	14.1	15.6	17.6	20.3	24.4
7:10	94	-1.3697	15.6246	0.11201	11.9	12.9	14.1	15.6	17.6	20.4	24.5
7:11	95	-1.3790	15.6523	0.11246	11.9	12.9	14.1	15.7	17.7	20.5	24.6
8: 0	96	-1.3880	15.6810	0.11291	11.9	12.9	14.1	15.7	17.7	20.6	24.8
8: 1	97	-1.3966	15.7107	0.11335	11.9	12.9	14.1	15.7	17.8	20.6	24.9
8: 2	98	-1.4047	15.7415	0.11380	11.9	12.9	14.2	15.7	17.8	20.7	25.1
8: 3	99	-1.4125	15.7732	0.11424	11.9	12.9	14.2	15.8	17.9	20.8	25.2
8: 4	100	-1.4199	15.8058	0.11469	11.9	13.0	14.2	15.8	17.9	20.9	25.3
8: 5	101	-1.4270	15.8394	0.11513	12.0	13.0	14.2	15.8	18.0	20.9	25.5
8: 6	102	-1.4336	15.8738	0.11557	12.0	13.0	14.3	15.9	18.0	21.0	25.6
8: 7	103	-1.4398	15.9090	0.11601	12.0	13.0	14.3	15.9	18.1	21.1	25.8
8: 8	104	-1.4456	15.9451	0.11644	12.0	13.0	14.3	15.9	18.1	21.2	25.9
8: 9	105	-1.4511	15.9818	0.11688	12.0	13.1	14.3	16.0	18.2	21.3	26.1
8:10	106	-1.4561	16.0194	0.11731	12.1	13.1	14.4	16.0	18.2	21.3	26.2
8:11	107	-1.4607	16.0575	0.11774	12.1	13.1	14.4	16.1	18.3	21.4	26.4
9: 0	108	-1.4650	16.0964	0.11816	12.1	13.1	14.4	16.1	18.3	21.5	26.5
9: 1	109	-1.4688	16.1358	0.11859	12.1	13.2	14.5	16.1	18.4	21.6	26.7
9: 2	110	-1.4723	16.1759	0.11901	12.1	13.2	14.5	16.2	18.4	21.7	26.8
9: 3	111	-1.4753	16.2166	0.11943	12.2	13.2	14.5	16.2	18.5	21.8	27.0

2007 WHO Reference

Page 2 of 7

BMI-for-age GIRLS

5 to 19 years (Z-scores)

Year: Month	Month	L	M	S	-3 SD	-2 SD	-1 SD	Median	1 SD	2 SD	3 SD
9: 4	112	-1.4780	16.2580	0.11985	12.2	13.2	14.6	16.3	18.6	21.9	27.2
9: 5	113	-1.4803	16.2999	0.12026	12.2	13.3	14.6	16.3	18.6	21.9	27.3
9: 6	114	-1.4823	16.3425	0.12067	12.2	13.3	14.6	16.3	18.7	22.0	27.5
9: 7	115	-1.4838	16.3858	0.12108	12.3	13.3	14.7	16.4	18.7	22.1	27.6
9: 8	116	-1.4850	16.4298	0.12148	12.3	13.4	14.7	16.4	18.8	22.2	27.8
9: 9	117	-1.4859	16.4746	0.12188	12.3	13.4	14.7	16.5	18.8	22.3	27.9
9:10	118	-1.4864	16.5200	0.12228	12.3	13.4	14.8	16.5	18.9	22.4	28.1
9:11	119	-1.4866	16.5663	0.12268	12.4	13.4	14.8	16.6	19.0	22.5	28.2
10: 0	120	-1.4864	16.6133	0.12307	12.4	13.5	14.8	16.6	19.0	22.6	28.4
10: 1	121	-1.4859	16.6612	0.12346	12.4	13.5	14.9	16.7	19.1	22.7	28.5
10: 2	122	-1.4851	16.7100	0.12384	12.4	13.5	14.9	16.7	19.2	22.8	28.7
10: 3	123	-1.4839	16.7595	0.12422	12.5	13.6	15.0	16.8	19.2	22.8	28.8
10: 4	124	-1.4825	16.8100	0.12460	12.5	13.6	15.0	16.8	19.3	22.9	29.0
10: 5	125	-1.4807	16.8614	0.12497	12.5	13.6	15.0	16.9	19.4	23.0	29.1
10: 6	126	-1.4787	16.9136	0.12534	12.5	13.7	15.1	16.9	19.4	23.1	29.3
10: 7	127	-1.4763	16.9667	0.12571	12.6	13.7	15.1	17.0	19.5	23.2	29.4
10: 8	128	-1.4737	17.0208	0.12607	12.6	13.7	15.2	17.0	19.6	23.3	29.6
10: 9	129	-1.4708	17.0757	0.12643	12.6	13.8	15.2	17.1	19.6	23.4	29.7
10:10	130	-1.4677	17.1316	0.12678	12.7	13.8	15.3	17.1	19.7	23.5	29.9
10:11	131	-1.4642	17.1883	0.12713	12.7	13.8	15.3	17.2	19.8	23.6	30.0
11: 0	132	-1.4606	17.2459	0.12748	12.7	13.9	15.3	17.2	19.9	23.7	30.2
11: 1	133	-1.4567	17.3044	0.12782	12.8	13.9	15.4	17.3	19.9	23.8	30.3
11: 2	134	-1.4526	17.3637	0.12816	12.8	14.0	15.4	17.4	20.0	23.9	30.5
11: 3	135	-1.4482	17.4238	0.12849	12.8	14.0	15.5	17.4	20.1	24.0	30.6

2007 WHO Reference

Page 3 of 7

BMI-for-age GIRLS

5 to 19 years (Z-scores)

Year: Month	Month	L	M	S	-3 SD	-2 SD	-1 SD	Median	1 SD	2 SD	3 SD
											Z-scores (BMI in kg/m²)
11: 4	136	-1.4436	17.4847	0.12882	12.9	14.0	15.5	17.5	20.2	24.1	30.8
11: 5	137	-1.4389	17.5464	0.12914	12.9	14.1	15.6	17.5	20.2	24.2	30.9
11: 6	138	-1.4339	17.6088	0.12946	12.9	14.1	15.6	17.6	20.3	24.3	31.1
11: 7	139	-1.4288	17.6719	0.12978	13.0	14.2	15.7	17.7	20.4	24.4	31.2
11: 8	140	-1.4235	17.7357	0.13009	13.0	14.2	15.7	17.7	20.5	24.5	31.4
11: 9	141	-1.4180	17.8001	0.13040	13.0	14.3	15.8	17.8	20.6	24.7	31.5
11:10	142	-1.4123	17.8651	0.13070	13.1	14.3	15.8	17.9	20.6	24.8	31.6
11:11	143	-1.4065	17.9306	0.13099	13.1	14.3	15.9	17.9	20.7	24.9	31.8
12: 0	144	-1.4006	17.9966	0.13129	13.2	14.4	16.0	18.0	20.8	25.0	31.9
12: 1	145	-1.3945	18.0630	0.13158	13.2	14.4	16.0	18.1	20.9	25.1	32.0
12: 2	146	-1.3883	18.1297	0.13186	13.2	14.5	16.1	18.1	21.0	25.2	32.2
12: 3	147	-1.3819	18.1967	0.13214	13.3	14.5	16.1	18.2	21.1	25.3	32.3
12: 4	148	-1.3755	18.2639	0.13241	13.3	14.6	16.2	18.3	21.1	25.4	32.4
12: 5	149	-1.3689	18.3312	0.13268	13.3	14.6	16.2	18.3	21.2	25.5	32.6
12: 6	150	-1.3621	18.3986	0.13295	13.4	14.7	16.3	18.4	21.3	25.6	32.7
12: 7	151	-1.3553	18.4660	0.13321	13.4	14.7	16.3	18.5	21.4	25.7	32.8
12: 8	152	-1.3483	18.5333	0.13347	13.5	14.8	16.4	18.5	21.5	25.8	33.0
12: 9	153	-1.3413	18.6006	0.13372	13.5	14.8	16.4	18.6	21.6	25.9	33.1
12:10	154	-1.3341	18.6677	0.13397	13.5	14.8	16.5	18.7	21.6	26.0	33.2
12:11	155	-1.3269	18.7346	0.13421	13.6	14.9	16.6	18.7	21.7	26.1	33.3
13: 0	156	-1.3195	18.8012	0.13445	13.6	14.9	16.6	18.8	21.8	26.2	33.4
13: 1	157	-1.3121	18.8675	0.13469	13.6	15.0	16.7	18.9	21.9	26.3	33.6
13: 2	158	-1.3046	18.9335	0.13492	13.7	15.0	16.7	18.9	22.0	26.4	33.7
13: 3	159	-1.2970	18.9991	0.13514	13.7	15.1	16.8	19.0	22.0	26.5	33.8

2007 WHO Reference

BMI-for-age GIRLS

5 to 19 years (Z-scores)

Year: Month	Month	L	M	S	-3 SD	-2 SD	-1 SD	Median	1 SD	2 SD	3 SD
											Z-scores (BMI in kg/m²)
13: 4	160	-1.2894	19.0642	0.13537	13.8	15.1	16.8	19.1	22.1	26.6	33.9
13: 5	161	-1.2816	19.1289	0.13559	13.8	15.2	16.9	19.1	22.2	26.7	34.0
13: 6	162	-1.2739	19.1931	0.13580	13.8	15.2	16.9	19.2	22.3	26.8	34.1
13: 7	163	-1.2661	19.2567	0.13601	13.9	15.2	17.0	19.3	22.4	26.9	34.2
13: 8	164	-1.2583	19.3197	0.13622	13.9	15.3	17.0	19.3	22.4	27.0	34.3
13: 9	165	-1.2504	19.3820	0.13642	13.9	15.3	17.1	19.4	22.5	27.1	34.4
13:10	166	-1.2425	19.4437	0.13662	14.0	15.4	17.1	19.4	22.6	27.1	34.5
13:11	167	-1.2345	19.5045	0.13681	14.0	15.4	17.2	19.5	22.7	27.2	34.6
14: 0	168	-1.2266	19.5647	0.13700	14.0	15.4	17.2	19.6	22.7	27.3	34.7
14: 1	169	-1.2186	19.6240	0.13719	14.1	15.5	17.3	19.6	22.8	27.4	34.7
14: 2	170	-1.2107	19.6824	0.13738	14.1	15.5	17.3	19.7	22.9	27.5	34.8
14: 3	171	-1.2027	19.7400	0.13756	14.1	15.6	17.4	19.7	22.9	27.6	34.9
14: 4	172	-1.1947	19.7966	0.13774	14.1	15.6	17.4	19.8	23.0	27.7	35.0
14: 5	173	-1.1867	19.8523	0.13791	14.2	15.6	17.5	19.9	23.1	27.7	35.1
14: 6	174	-1.1788	19.9070	0.13808	14.2	15.7	17.5	19.9	23.1	27.8	35.1
14: 7	175	-1.1708	19.9607	0.13825	14.2	15.7	17.6	20.0	23.2	27.9	35.2
14: 8	176	-1.1629	20.0133	0.13841	14.3	15.7	17.6	20.0	23.3	28.0	35.3
14: 9	177	-1.1549	20.0648	0.13858	14.3	15.8	17.6	20.1	23.3	28.0	35.4
14:10	178	-1.1470	20.1152	0.13873	14.3	15.8	17.7	20.1	23.4	28.1	35.4
14:11	179	-1.1390	20.1644	0.13889	14.3	15.8	17.7	20.2	23.5	28.2	35.5
15: 0	180	-1.1311	20.2125	0.13904	14.4	15.9	17.8	20.2	23.5	28.2	35.5
15: 1	181	-1.1232	20.2595	0.13920	14.4	15.9	17.8	20.3	23.6	28.3	35.6
15: 2	182	-1.1153	20.3053	0.13934	14.4	15.9	17.8	20.3	23.6	28.4	35.7
15: 3	183	-1.1074	20.3499	0.13949	14.4	16.0	17.9	20.4	23.7	28.4	35.7

2007 WHO Reference

BMI-for-age GIRLS

5 to 19 years (Z-scores)

| Year: Month | Month | L | M | S | Z-scores (BMI in kg/m²) | | | | | | |
					-3 SD	-2 SD	-1 SD	Median	1 SD	2 SD	3 SD
15: 4	184	-1.0996	20.3934	0.13963	14.5	16.0	17.9	20.4	23.7	28.5	35.8
15: 5	185	-1.0917	20.4357	0.13977	14.5	16.0	17.9	20.4	23.8	28.5	35.8
15: 6	186	-1.0838	20.4769	0.13991	14.5	16.0	18.0	20.5	23.8	28.6	35.8
15: 7	187	-1.0760	20.5170	0.14005	14.5	16.1	18.0	20.5	23.9	28.6	35.9
15: 8	188	-1.0681	20.5560	0.14018	14.5	16.1	18.0	20.6	23.9	28.7	35.9
15: 9	189	-1.0603	20.5938	0.14031	14.5	16.1	18.1	20.6	24.0	28.7	36.0
15:10	190	-1.0525	20.6306	0.14044	14.6	16.1	18.1	20.6	24.0	28.8	36.0
15:11	191	-1.0447	20.6663	0.14057	14.6	16.2	18.1	20.7	24.1	28.8	36.0
16: 0	192	-1.0368	20.7008	0.14070	14.6	16.2	18.2	20.7	24.1	28.9	36.1
16: 1	193	-1.0290	20.7344	0.14082	14.6	16.2	18.2	20.7	24.1	28.9	36.1
16: 2	194	-1.0212	20.7668	0.14094	14.6	16.2	18.2	20.8	24.2	29.0	36.1
16: 3	195	-1.0134	20.7982	0.14106	14.6	16.2	18.2	20.8	24.2	29.0	36.1
16: 4	196	-1.0055	20.8286	0.14118	14.6	16.2	18.3	20.8	24.3	29.0	36.2
16: 5	197	-0.9977	20.8580	0.14130	14.6	16.3	18.3	20.9	24.3	29.1	36.2
16: 6	198	-0.9898	20.8863	0.14142	14.7	16.3	18.3	20.9	24.3	29.1	36.2
16: 7	199	-0.9819	20.9137	0.14153	14.7	16.3	18.3	20.9	24.4	29.1	36.2
16: 8	200	-0.9740	20.9401	0.14164	14.7	16.3	18.3	20.9	24.4	29.2	36.2
16: 9	201	-0.9661	20.9656	0.14176	14.7	16.3	18.4	21.0	24.4	29.2	36.3
16:10	202	-0.9582	20.9901	0.14187	14.7	16.3	18.4	21.0	24.4	29.2	36.3
16:11	203	-0.9503	21.0138	0.14198	14.7	16.3	18.4	21.0	24.5	29.3	36.3
17: 0	204	-0.9423	21.0367	0.14208	14.7	16.4	18.4	21.0	24.5	29.3	36.3
17: 1	205	-0.9344	21.0587	0.14219	14.7	16.4	18.4	21.1	24.5	29.3	36.3
17: 2	206	-0.9264	21.0801	0.14230	14.7	16.4	18.4	21.1	24.6	29.3	36.3
17: 3	207	-0.9184	21.1007	0.14240	14.7	16.4	18.5	21.1	24.6	29.4	36.3

2007 WHO Reference

BMI-for-age GIRLS

5 to 19 years (Z-scores)

| Year: Month | Month | L | M | S | Z-scores (BMI in kg/m²) | | | | | | |
					-3 SD	-2 SD	-1 SD	Median	1 SD	2 SD	3 SD
17: 4	208	-0.9104	21.1206	0.14250	14.7	16.4	18.5	21.1	24.6	29.4	36.3
17: 5	209	-0.9024	21.1399	0.14261	14.7	16.4	18.5	21.1	24.6	29.4	36.3
17: 6	210	-0.8944	21.1586	0.14271	14.7	16.4	18.5	21.2	24.6	29.4	36.3
17: 7	211	-0.8863	21.1768	0.14281	14.7	16.4	18.5	21.2	24.7	29.5	36.3
17: 8	212	-0.8783	21.1944	0.14291	14.7	16.4	18.5	21.2	24.7	29.5	36.3
17: 9	213	-0.8703	21.2116	0.14301	14.7	16.4	18.5	21.2	24.7	29.5	36.3
17:10	214	-0.8623	21.2282	0.14311	14.7	16.4	18.5	21.2	24.7	29.5	36.3
17:11	215	-0.8542	21.2444	0.14320	14.7	16.4	18.6	21.2	24.8	29.5	36.3
18: 0	216	-0.8462	21.2603	0.14330	14.7	16.4	18.6	21.3	24.8	29.5	36.3
18: 1	217	-0.8382	21.2757	0.14340	14.7	16.5	18.6	21.3	24.8	29.5	36.3
18: 2	218	-0.8301	21.2908	0.14349	14.7	16.5	18.6	21.3	24.8	29.6	36.3
18: 3	219	-0.8221	21.3055	0.14359	14.7	16.5	18.6	21.3	24.8	29.6	36.3
18: 4	220	-0.8140	21.3200	0.14368	14.7	16.5	18.6	21.3	24.8	29.6	36.3
18: 5	221	-0.8060	21.3341	0.14377	14.7	16.5	18.6	21.3	24.9	29.6	36.2
18: 6	222	-0.7980	21.3480	0.14386	14.7	16.5	18.6	21.3	24.9	29.6	36.2
18: 7	223	-0.7899	21.3617	0.14396	14.7	16.5	18.6	21.4	24.9	29.6	36.2
18: 8	224	-0.7819	21.3752	0.14405	14.7	16.5	18.6	21.4	24.9	29.6	36.2
18: 9	225	-0.7738	21.3884	0.14414	14.7	16.5	18.7	21.4	24.9	29.6	36.2
18:10	226	-0.7658	21.4014	0.14423	14.7	16.5	18.7	21.4	24.9	29.6	36.2
18:11	227	-0.7577	21.4143	0.14432	14.7	16.5	18.7	21.4	25.0	29.7	36.2
19: 0	228	-0.7496	21.4269	0.14441	14.7	16.5	18.7	21.4	25.0	29.7	36.2

2007 WHO Reference

附录1-7　7～17岁儿童超重肥胖判定标准(中国标准)

WS/T 586—2017

4　超重和肥胖筛查方法

4.1　性别年龄别BMI筛查超重与肥胖界值

6岁～18岁学龄儿童青少年BMI筛查超重与肥胖界值，见表1。

表1　6岁～18岁学龄儿童青少年性别年龄别BMI筛查超重与肥胖界值

单位为kg/m²

年龄 (岁)	男生		女生	
	超重	肥胖	超重	肥胖
6.0～	16.4	17.7	16.2	17.5
6.5～	16.7	18.1	16.5	18.0
7.0～	17.0	18.7	16.8	18.5
7.5～	17.4	19.2	17.2	19.0
8.0～	17.8	19.7	17.6	19.4
8.5～	18.1	20.3	18.1	19.9
9.0～	18.5	20.8	18.5	20.4
9.5～	18.9	21.4	19.0	21.0
10.0～	19.2	21.9	19.5	21.5
10.5～	19.6	22.5	20.0	22.1
11.0～	19.9	23.0	20.5	22.7
11.5～	20.3	23.6	21.1	23.3
12.0～	20.7	24.1	21.5	23.9
12.5～	21.0	24.7	21.9	24.5
13.0～	21.4	25.2	22.2	25.0
13.5～	21.9	25.7	22.6	25.6
14.0～	22.3	26.1	22.8	25.9
14.5～	22.6	26.4	23.0	26.3
15.0～	22.9	26.6	23.2	26.6
15.5～	23.1	26.9	23.4	26.9
16.0～	23.3	27.1	23.6	27.1
16.5～	23.5	27.4	23.7	27.4
17.0～	23.7	27.6	23.8	27.6
17.5～	23.8	27.8	23.9	27.8
18.0～	24.0	28.0	24.0	28.0

附录1-8 18岁及以上成人超重肥胖和中心型肥胖判定标准
(《成人体重判定》WS/T 428—2013)

WS/T 428—2013

表 1 成人体重分类

分类	BMI 值 kg/m²
肥胖	BMI≥28.0
超重	24.0≤BMI<28.0
体重正常	18.5≤BMI<24.0
体重过低	BMI<18.5

4.2 中心型肥胖

中心型肥胖可以腰围直接判定,见表2。

表 2 成人中心型肥胖分类

分类	腰围值 cm
中心型肥胖前期	85≤男性腰围<90 80≤女性腰围<85
中心型肥胖	男性腰围≥90 女性腰围≥85

5 测量条件和测量方法

参照 WS/T 424。

附录 2
各省及各监测点工作队名单

北京市

北京市

马彦、赵耀、黄磊、沙怡梅、金庆中、李红、喻颖杰、滕仁明、马晓晨、李春雨、马蕊、王超、信信、郭丹丹、余晓辉

西城区

周红玲、杨青俊、简友平、徐俊、高平、关红焱、王冰、宋超、曹玮、杨宏、吴金霞、魏泽明、李丽

崇文区

卢建霞、常志荣、宋美芳、苑建伟、陈艳华、李楠、孙志锋、段旭、续文阁、孙鑫、宋光辉、田飞、刘宏杰、顾金龙、张力伟、张昊添、沈中波、高玉林、高鹏、王英娣

怀柔区

张武力、孙继东、路海英、赵明星、刘建荣、赵艳华、常姗姗、张伟涛、赵娟、张海龙、坑斌、孟晓娟、李宏刚、王红卫、孙建飞、柳丹、陈玲霞、杨丽梅、李福军、郭雪

延庆区

王晓云、陈静、姜德元、王凤兰、汪会文、张琨、王绍华、张镇权、万帝、赵铁云、刘鑫、刘凡、赵璐、刘艳妍、李美丽、林强、李行行、张立峰、付代生、李淑君

东城区北部

潘京海、邹艳杰、黄露、付秀影、顾凯辰、闫银锁、崔禾、王琳、魏祥、赵丹宁、吴伟、许晓玲、王峥、李玉梅、李珊珊、王婷、刘芳

东城区南部

王联君、刘晶磊、常志荣、孙志锋、孙中华、杨晓霞、王东瑞、高鹏、阚然、李艳宇、王璞、徐斌斌、段旭、孙鑫、续文阁、宋光辉、满洋、沈中波、高玉林

天津市

天津市

韩金艳、张磊、江国虹、常改、李静、刘昊、潘怡、王文娟、徐忠良

河西区

吴宗毅、王宝奎、丁祝平、张之健、郑鸿庆、温来欣、王淼、韩玉莹、李爱民、王玉、高菲、张黎波、曹明丽、王旭、张璐、袁丽宏、李旺、王偲

北辰区

刘文利、张景江、李玉梅、徐国和、冯润洲、顾文奎、虞宝颖、李娟、戴晓荣、朱金雷、

霍兰英、张志英、吴玉丽、薛春杰、王淑惠、赵娣伟、杨光、孙增勇、董建霞、王敏、赵长龙、孙洪峡、张婕、赵凤仙

静海县
强淑红、刘绍英、李勇、陈忠花、王娅、张婵、赵光义、刘东、刘蕾、王金栋、姜雪晴、冯娟、杨敬金、翟庆生、董伟、刘寒、郝杰、刘金星、胡艳恒、胡子强、于英红、马娟娟、陈静、马俊红、骆春梅、张婵、杨丽、刘光燕、郑惠文、翟丹、胡琴

河北省

河北省
李建国、朱小波、宋立江、刘长青、田美娜、石永亮、陈磊、何玉伏、吕佳、叶坤

唐山市迁安市
马宝贵、李成林、刘海峰、许志海、韩秀新、张建中、王小辉、王秀娟、张刚、王娜、周翠侠、刘长英、厉艳欣、刘芳、王翠玲、肖淑玉

唐山市开平区
邓伟、高静、林海霞、刘建新、刘建业、杨鸽、肖福胜、孙长志、刘蕾、郑杰、韩蕊、董国会、孙晶、王秀华、何洁、陈赛丹、王建伟、吴丽媛、董珍珍

石家庄市新华区
赵川、周吉坤、吴立强、陈凤格、赵伟、李波、徐保红、高伟利、贾志刚、白萍、范尉尉、杨军、翟士勇、陈雨、倪志红、楚秋霞、王月敏、杜亚青、马月兰、李秀娟

邯郸市邯山区
杨永清、董伯森、张卫平、王树森、王立生、李梦轩、郝敏、李秀霞、朱永芳、张雪玲、高鹏、孙红梅、邢洁、郭智斌、杜新荣、褚松玲、王海涛、李媛媛、石坤、叶志萍

石家庄市井陉县
赵川、周吉坤、李彦春、李占军、陈凤格、赵伟、徐保红、高伟利、刘会林、郝吉琳、冯冬颖、李贺、左彦生、白萍、张静、高玲、梁晓娟、高丽芳、赵艳宾、李秀娟

秦皇岛市昌黎县
杨希存、刘波、龙和平、李东运、张玉民、马艳玲、霍长有、刘兰吉、李莉、时晨、张伏静、贾玉海、张晓东、张德云、马辉、徐春梅、李建辉、刘洋、宋仲越、赵东

邯郸市涉县
杨永清、董伯森、张卫平、王树森、王立生、李梦轩、郝敏、刘永为、陈长华、李秀忠、江军平、史二丽、谢和平、宋小会、于立新、张跃秋、杨然、刘保英、孟卫丽、马海芳

衡水市武强县
林彦全、王玉春、吴蕊丽、夏晴、白平章、高江华、谷旭阳、段景涛、康世明、李颖、张书玲、刘飞、宋魁武、郑珊珊、张宁、栗念东、耿建芬、闻雅婷、王凤霞、贾翠翠、马新静、孙帅、郝娜、魏国亮、王敏伦、刘佳帅、孙贺、张会

山西省

山西省
柴志凯、任泽萍、李成莲、李学敏、边林秀、李淑琴

太原市迎泽区
赵艳红、郭淑赟、蔡娜、李潭香、田志忠、董静、李红梅、续伟明

晋中市榆次区

成广明、倪金喜、李燕青、连永光、郑永萍、曹晓玲、郭秀峰、胡云

临汾市大宁县

雷瑞芳、温清秀、房淑娟、马云平、李晓芳、刘婕、李艳婕、尚教平

忻州市河曲县

杜永田、吕维林、张继业、赵艳梅、张高峰、苗艳青、薛艳华、张馨天

忻州市河曲县

杜永田、吕维林、岳增池、张继叶、张高峰、宋国荣、张伟平、苗艳青、薛艳花、赵艳梅、韩艳萍、武贞平、张淑琴、王丽芳、翟改莲、王舒晴

长治市襄垣县

郭彦中、解茂庭、何敏、张李玲、连先平、李强、高红、连建军

阳泉市平定县

王芝纯、白海林、贾源瑶、张向涛、武金平、韩有志、吴艳红、康平、白丽、白建丽、李璐、吕之珺、侯晓雁、潘雅菊、杨艳

内蒙古自治区

内蒙古自治区

王文瑞、王海玲、宋壮志、崔春霞、蒲云霞

呼和浩特市

王红霞

包头市

贾恩厚、戴纪强、张素艳

赤峰市

崔旭初、靳桂才

通辽市

何玉龙

巴彦淖尔市

王洪亮、韩爱英

呼和浩特市新城区

丛中笑

包头市石拐区

雒引

赤峰市敖汉旗

曹国峰

通辽市库伦旗

范广飞

巴彦淖尔市五原县

杨佐鹏

通辽开鲁县

王国华

辽宁省

辽宁省

赵卓、李绥晶、栾德春、李欣、刘钟梅、刘向军、金旭伟、王瑞珊、任时、石铁跃、孙静、崔玉丰、李卓芳、于欣、王凯琳、宋蕴奇、高邦乔、程艳菲、丛源、麻懿馨、范文今、邹淼

沈阳市

董丽君、杨楠、陈慧中、刘博、苏孟、刘雪梅、张迅、常春祥、候哲、张虹、连英姿、张玉黔、张强、杨海佳、李延军、刘东义、许志广、郭永义

大连市

赵连、张建群、孟军、袁玉、王凡、李瑞、宋晓昀、郑晓南、张磊、徐小冬、徐峰、杨丽君、陈颖、王晓静、姜振华、白欣、李倩、杜玉洁、许莹

阜新市

文永红、包昕、黄立冬、蒋春梅、马玉霞、路大川、罗周正、徐艳、李木子、杜波、张涛、韩立新、张宏生、林伟亮、郭铁志、王敏

丹东凤城市

隋立军、朱文利、魏杰、白杨、曲晟鸣、王帅、洪江、徐丽娟、刘靖瑰、康宵萌、管先聪、李杰、赫英飞、张晓美、蔡克锋、付大成、刘丽华、崔丹、刘力田、佟成训

沈阳市沈河区

王铁元、张革、于路阳、韩磊晶、马萍、何婧、李梅梅、牟玉、谷领、孙宇

大连市中山区

曲海、谌启鹏、吕德贤、赵京漪、初高峰、孙旭、刘学东、于世才、吕忠楠、汪洋、朱杰、姜大栋、郭琪

大连市沙河口区

曹苏、王浩、迟志远、张晓航、夏京、崔为军、吕嫔、孙海、关黎明、张雪、许晓琪、王慧楠、黄鹤、马丽丽、王卓文、徐桂花、张烨、刘成程、滕勇胜、赵秀秀、刘晓梅、高雪、张波、于丽辉、陈丽

阜新市太平区

孟宇、张建瑞、卢伟、马玉宏、项微、穆艳涛、丁春露、马桂玲、康红梅、胡颖、王玥、郭玉兰、周万丽

抚顺市抚顺县

张英莉、王伟、郭大为、高晓秋、刘景坤、孙继发、纪伟、陈淼、金明德、徐光、王林、孙志强、吴娜、秦昊、孙晓颖、张燚、于淼、徐哲、祝喆、关涛、孙志刚、张辉、叶永青、王海、王瑞伟、吴跃环、罗广田

丹东市宽甸满族自治县

杨成武、张忠敏、胡志钢、姜福娜、王成都、刘雯雯、王玉明、武黎明、姜文明、谢通、张凤媛、徐志刚、贾宽、肖万玲、孙吉毓、赫英智、姜忠胜、吴贵安、吴丽娜、李爽、刘丽华、王晓霞

吉林省

吉林省

方赤光、刘建伟、白光大、张丽薇、付尧、翁熹君、郭金芝、张晶莹、吴晓刚、寇泊洋

长春市朝阳区

吴静、李为群、许勇、邰晓维、姜学敏、陈辉、李英、李向丽、金英淑、孙兰华、安楠、马维峰、孙晓波、王伟、李民、付昕光、杨静、刘志成、陈洪、李国明、马翠萍、马强

吉林市龙潭区

王旭东、周世忠、李心焱、于玲、李晶、张国富、张成海、吴云、郑敏、李立杰、郝桂玲、闫春玲、高学军、董晓雪、孙丹、刘丹、李昕、焦玉国、姜巍、殷智红、张莹、刁红时

辽源市东丰县

于浦青、王庆仁、丛玉玲、刘亚芬、张莹、王曦、郑祥庚、宋飞、郭颖、孙继红、于祥宇、陈洪浩、王宝库、赵晶、相恒红、姜丽、聂颖坤、耿冬梅、钟艳丽、尹志君、李敏、潘春林、张继娟、郑丽萍、刘小斌、郑微、武烨、于德发

黑龙江省

黑龙江省

姜戈、秦爱萍、许丽丽、李美娇、靳林、庞志刚、刘丽艳、刘淑梅

宁安市

马艳萍、曹玉梅、杨秀丽、李晶、彭晶、刘欣、樊海、王效彬、陈红娜、吴红霞、李秀成、郑喜红、廉明浩、贾青鑫、刘香、夏季峰、张淑华、徐虎善、朱静彬、朱嘉宁

哈尔滨市道外区

赵丽红、李红叶、陈爽、张萍、李岐东、汤大开、李淑环、臧伯夫、蒋玉宏、聂秀敏、杨守力、管永斌、刁映红、张波、陈俊儒、李秀彬

哈尔滨市南岗区

杨丽秋、何慧、于波、任娇娇、马滨胜、范玉松、何晓东、刘晓巍、单晓丽、王威娜、宁琳琳、范玉松

哈尔滨市延寿县

王岩峰、鲍金亮、刘岩松、姜立冬、杜凤娇、韩波、吕淼、张志冬、孙伟、杨磊、叶冬军、杨亦然、孙国伟、张佳文

黑河市孙吴县

裴秀荣、张伟、张司宇、刘同鑫、王国栋、毕帅、郭晓岩、李富强、唐明宇、郑龙军、齐欣、李婷婷、赵莉、王玉英、万晓慧、白华、丛桂敏、代梦楠、吕姗、仲崇民、赵青锋、潘丽

齐齐哈尔市依安县

娄铁峰、李英杰、李利涛、翟立辉、孙永忠、温殿勇、杨敬东、陈月梅、聂永新、石金刚、宿福生、王军、陈居英、赵红、宿阳、李晶鑫、仇荣英、马凤勤

上海市

上海市

郭常义、邹淑蓉、宋峻、施爱珍、朱珍妮、黄翠花、汪正园、臧嘉捷、姜培珍、宓铭

黄浦区

周建军、王烨菁、马立芳、何霭娜、单成迪、周伟明、曹云、王黎红、邵丹丹、姜计二、陈慧娟、姚伟庆、杨辰玲、钟月秋、戚宏磊、董琳娟、张汝芸、王静、钟莹、王芸

长宁区

孙晨光、张泽申、许浩、吴金贵、黄峥、唐传喜、刘小祥、金蓓、吴国莉、徐慧萍、卢国良、

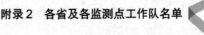

陆敏、沈斌杰、施理达、史徽君、王鑫、沈佳颖

虹口区

龚向真、姚文、亓德云、付泽建、林可、沈静、许韦华、唐漪灵、宦群、张斌、余秋丽、魏伟健、陈琰、朱嘉琳、金弘毅、徐婷婷、朱敏、刘宝珍、茅美萍、祝杰

青浦区

吴健勇、高红梅、马英、朱忆闻、杨洋、李燕、付红、蔡静莲、陈云、李丹华、张彩娟、沈茜妍、费琼、张亚军、蔡红妹、俞春明、姚卫英、马春来、吴建刚、徐军

崇明县

钟萍、龚飞、黄菊慧、王雪蕾、陈锦岳、陈丽、沈乃钧、朱小称、王锦香、朱菁、成纲、钱志华、顾玉美、陈泉、陈辰、顾胜萍、张卫星

江苏省

江苏省

周明浩、周永林、戴月、甄世祺、张静娴、朱谦让

南京市

谢国祥、郭宝福、金迪、祝白春

海门市

陆洪斌、陆鸿雁、卫笑冬、丁爽

泰州市

胡金妹、黄久红

淮安市

过晓阳

南京市秦淮区

朱亦超、冯佩蓉

南京市浦口区

林其洲、郑爱林

南京市溧水区

吴涛、章红顺

泰州市高港区

王金宏

淮安市洪泽区

于浩、刘海强、成艳

浙江省

浙江省

丁钢强、章荣华、黄李春、孟佳、周标、黄恩善、方跃强

杭州市江干区

蒋雪凤、高海明、方叶珍、胡春容、钟小伶

杭州市下城区

周晓红、席胜军、王峥、商晓春、陈国伶、李旭东、方来凤

宁波市江东区

张立军、戎江瑞、蒋长征、胡丽明、杨双喜

金华市金东区

郑寿贵、黄礼兰、王翠蓉、王会存、严瑶琳

桐乡市桐乡县

钱一建、许皓、施坤祥、王春梅、方惠千、姚炜、徐迪波

丽水市松阳县

赵永伟、叶金龙、黄丽燕、洪秉晖、王春红、兰陈花

湖州市安吉县

刘波、郑芝灵、梁志强、徐明

安徽省

安徽省

金少华、王淑芬、徐粒子、朱剑华、鲍军辉、孟灿、陈志飞

巢湖市

王义江、肖东民、叶正文、宋玉华、魏道文、杨志刚、金姗姗、吕少华、苏光明、王迎春、魏瑞芳、周敏、张志宽、董翠翠、王红、马晓林、汤华、张玲、倪琴琴、俞华

合肥市瑶海区

王俊、许阳、胡俊、朱晴晴、刘川玲、任平、方其花、汪婷、季宏霞、马慧、黄洋、刘芳宇、黄敏

安庆市迎江区

王学明、陈述平、李贤相、王敏、金育红、陈剑、冯皓、查玮、王祥瑞、刘斌、高伟林、武辛勤、张红梅、丁绮荣、方青、黄德威

安庆市大观区

程立、陈静、张志平、王林

安庆市怀宁县

朱厚定、何家权、何红霞、汪利兵、刘观友、张亚毅、汪小昆、汪媛、王慧、查琰、杨兰兰、李珏、江宜兰、刘芳、凌麟、琚海琴、李道具、吕凤英、王大春

亳州市利辛县

李传涛、武卫东、赵磊、卢洁萍、马雨露、孙保勤、刘琳(女)、闫伟、刘琳(男)、李影、赵梦媛、胡东平、乔晓燕、张颖、李杰、王海青、康伟伟、侯萍银、张硕、苏欣

阜阳市蒙城县

彭鸥、王勇、李银梅、薛柯华、王彬彬、李艳丽、慕孟侠、龙芳红、谭博、王伟、许辉、乔峰、李伟、陈勇、葛琛琛、桂朋、赵玲、李凡、李凤、李杰龙

福建省

福建省

郑奎城、赖善榕、陈丽萍、苏玲、薛春洪、何达、吴慧丹、阳丽君、张振华、林在生

福清市

林茂祥、黄圣兴、陈祖凰、郑德斯、罗镇波、何道逢、施育珍、赖晓燕、张敦明、钟红华、王财福、刘开武、林少华、黄于玲、林星、薛兵、林东、邓国权、何立强、何忠清

厦门市思明区

牛建军、荣飚、梁英、白宏、洪华荣、王娟、陈剑锋、黄小金、王宝珍、叶秀恋、施红、曾妍、李恩、林炜、骆和东、黄建炜、李莉、徐雪荣、沈惠燕、黄世杰

福州市仓山区

张晓阳、郑高、徐幽琼、刘小华、王晓旭、何颖荣、谢廼鸿、张秋、邱凤金、汪攀、陈国兴、杨红、陈善林、王代榕、潘素敏、林天坦、陈鑫星、陈勤、陈玲芳、林瑾琼

福州市闽清县

邓邦昌、吴仙忠、刘雅芬、张银川、温联煌、陈诗江、郑燕慈、刘珠华、黄夏钗、黄潘、余玲莺、张剑萍、李志敏、郑祥萍、张凤娇、张莹

漳州市南靖县

黄春兰、简必安、黄小凤、彭汉真、肖振海、吴征峰、肖艺红、吴思全、黄滨、游锦加、林宝财、吴小玲、韩毅锋、成方昇、王惠燕、郭月荫、庄云婧、张新荣、王素卿、吴国梁

江西省

江西省

付俊杰、何加芬、秦俊、王永华、徐岷、刘晓玲、宋迎春、宋孝光

樟树市

皮林敏、邹小平、敖水华、邹珍珍、黄庆、羊晓辉、钟琪

南昌市东湖区

颜兴伟、樊吉义、胡堂秀、徐幼莉

抚州市广昌县

温木贵、崔万庆、唐晓龙、王志珍

上饶市万年县

冯敏、王址炎、蔡丹娜、胡军、张甫生、李小青、蔡燕、盛根英、李小霞、程水娥、应萍、李美华、董思伟、吴少莲、李鸿春、陈国安

宜春市宜丰县

李斌、王建平、周苏、熊斌洪、欧阳文秀、余良

赣州市龙南县

曾政国、钟灵、曾景、廖峻峰、赖永赣、彭旻微、傅秋生、钟雄文

山东省

山东省

周景洋、赵金山、张俊黎、闫静弋、唐慧、吴光健、肖培瑞、于连龙、张天亮、李蔚

潍坊市昌邑市

刘子洪、李出奎、毛兴林、韩大伟、明大勇、张京章、元修泰、孙洪波、姜在东、孙晓峰

烟台市蓬莱市

宁福江、牛田华、张利泉、张强、纪经海、秦宏展、马恒杰、张文华、曲艳、赵冲、葛安民、李波、李振、刘姗姗、吴涛、董鹏、马进海、陈红、张静、张国英、李莹、李金环、巩丽华

济南市历下区

马守温、范莉、张广莉、郑燕、刘萍、邵传静、周敏、王甲芳、陈曦、王立明、李春蕾、陈兢波、张俊涛、焦桂华

青岛市市北区

惠建文、辛乐忠、薛守勇、杨敏、邹健红、张海静、朱志刚、刘侠、王春辉、王康、曹玮琳、孟泉禄、王铁一、宋永宁、宁昌鹏、刘志翔、王霞、田海珍、于文霞、张绍华

莱芜市莱城区

高永生、王金刚、吴莉、孙国锋、狄芳、朱翠莲、许玉荣、亓哲、毕顺霞、王宁、韩东、亓霞、董爱凤、亓金凤、邱伟、卢清春、宋涛、吕慎军

济宁市泗水县

王孟祯、孔祥坤、李锋、姚守金、吴运良、刘蕾、徐艳、张元晴、张建国、颜艳、张玉凤、赵凤德、杨洪俊、刘科、董燕、董文军、李东升、王爱敏、朱宁兵、纪炜、冯甲星、冯广丽、张伟

泰安市宁阳县

张尚房、张军、薛兴忠、刘婷婷、于庆国、曹晶、杜秋霞、张汉新、张振、张兆喜、薛跃、赵婷婷、刘静静、崔金朋、崔克阶、王刚、张伟、许笑振、黄士泉、朱星光

滨州市利津县

薄其贵、赵观伟、张沐霞、延进霞、尚英霞、李志彬、张春华、田育秋、许丽丽、陈雪璐、张岩江、李安华、张连庆、李月美、李俊珊、李金波、张彬、张秀英、王霞、刘芳芳

河南省

河南省

张丁、张书芳、付鹏钰、叶冰、周昇昇、詹瑄、钞凤、李杉、苏永恒、张二鹏

洛阳市

杨晓华、李克伟、张玉兰、宋现、郭燕、杨宗义、赵卫

郑州市

郭亚玲、韶声波、郑天柱、董志伟、窦红星、张静清、贺凯新、徐向东、王志涛、沈艳丽、程春荣、董珂

郑州市金水区

王慧敏、陈瑞琴、刘纪军、张威娜、杨军燕、杨彦宾、丁照宇、宋岩、白玮志、付俊生、张洁、冯璐、王豪佳、田玉翡、郑丽红、卢静、王晓峰、王培培、李瑞燕、杨岚

洛阳市吉利区

崔振亚、张兴波、郭建立、张春华、席兵、高静

洛阳市西工区

周梦甲、曹元平、姚孝勋、潘建丽、曲红、沈斌、张建民、张军

濮阳市台前县

李志刚、王瑞卿、麻顺广、孙冬焕、刘广学、李梦河、陆全银、姚如春、陈祥金、侯永昌、仇爱英、刘瑞英、张爱华、姚琪、徐婧、侯宪清、侯平、王洪伦、吕寻斌、邱素萍

商丘市虞城县

张婷、刘运学、王渊祥、宋爱君、贺霞、王咏梅、李灏阳、王庆丽、祁冬梅、霍苑苑、王迎春、席珂、崔艳秋、杨臻、张贝贝、崔奇、史秋峰、张占营、谢梦琪、张野

周口市商水县

徐宝华、师全中、赵磊、李志红、杨雪琴、邵海峰、王丽敏、王艳、朱弘伟、王兵、周俊丽、

张发亮、许丽雅、刘培

南阳市唐河县

邢运生、何昌宇、张付豪、郭庆敏、顾玉娟、龚改玲、王付雅、白雁、刘金富、赵璐、和颖、王燕、方圆、李飒、刘琼、刘宇勇、房培培、刘佳音、张潜毅、仝梅岭

开封市开封县

耿振新、马师、杨家峰、杨红波、张文玉、耿红彬、张玉祥、耿圆圆、崔彩丽、范梦晓、张林静、孟红艳、张丽、郭永慧、田高杰、郭盈志、邢美丽、李雪、李冰、董玉军

平顶山市宝丰县

李月红、郭建慧、何晓辉、郝宝平、郭永亮、张慧娟、吴一凡、程向勋、陈东耀、余新民、王恩宽、赵俊鹏、王淑娜、宋耀丽、郭强、李志红、邢海娜、魏大旭、宋亚涛

湖北省

湖北省

史廷明、龚晨睿、刘爽、程茅伟、刘晓燕、李骏、张弛、易国勤、周学文

鄂州市

杨爱莲、陈敬义、熊伟、秦艺、严松、王守槐、朱雷、陈思、余双、丁建林、刘汉贵、李莎、曹秀珍、赵敏、李君、罗敏、王浩、严绍文、夏超、柏良梅、詹刚、吴礼俊、李隽

武汉市江汉区

孙福生、周方、陈莉、陈再超、卢俊、黄凌云、胡革玲、杨琳、王珊珊、刘凯、涂钟玲、刘汉平、吕东坡、黄金华

襄阳市襄州区

李家洪、杨艳玲、祝贵才、孟红岩、骆敏、陈向云、邓少勇、郭凤梅、晏高峰、李凤琴、马新萍、邵英、窦凤丽、陈诗阳、范丽梅、王建春、石磊、彭珍、罗秀梅、武俊敏、杭连菊、张德让、张海波、卓永弟

武汉市黄陂区

韩墨、夏子波、吴艺军、董爱珍、王兵、宋程华、梅耀玲、甘晋、陈应乾、梁燕平、白长根、杜美芳、董晓琴、姜春才、陈自松、谢静、甘久思、喻腊梅、梅敏、谌智明、胡新明、王勇华、彭林、刘俊松、彭国和、魏沨

十堰市房县

张宗跃、邓发基、赵大义、易新欣、宋贝贝、李洪乔、马跃、刘运秀、朱晓红、徐开琴、杨培凤、李远娥、代菊华、杨鹏、王多为、李广平、刘青青、李奎、吴成群、郭盛成、朱华、田荣、徐耀国、朱经伟、刘清国

宜昌市远安县

谢广明、王刚、刘泽春、王晓华、付祖明、汪杰、姜鄂、余安胜、温燕华、车孝静、徐晓东、向惠莉、黄诗珉、李平、张晓红、沈正红、陈刚、朱雪莉、李燕超、王静、刘德清、李昌军、崔庆虎、徐同武、周善财、刘刚、张庭福、边厚军、罗元宗

孝感市云梦县

蔡明忠、卢旻、张少泉、周浩、帅春仙、潘芳、熊心、陈谦、鄂云、万桂华、杜杰、左晶、李胜东、陈格山、褚友祥、张明玉、王青霞、邹新平、李传凯、周游、周敏、邓倩、张冬武、熊青群、丁红波、黎媚、丁红玲

湖南省

湖南省

黄跃龙、刘加吾、付中喜、陈碧云、李光春、金东辉、刘慧琳、殷黎

长沙市天心区

陈法明、张锡兴、龙建勋、朱彩明、陈艳、付志勇、张华成、谢知、李洋、朱应东、马翘、颜慧敏、肖萌、马元、朱智华、左郑、罗国清、谈柯宏、邓园园、彭媛

长沙市芙蓉区

张运秋、胡辉伍、陈海燕、杨俊峰、王国利、杨福泉、刘娟惠、黄丰华、吴萍、成练、周玲玲、邓敏、何艳红、李茜、郭静、肖叶、刘红秀、廖杰夫

常德市武陵区

涂林立、康兴中、于奎、郑红辉、戴珺、袁璧君、徐虹、李先知、戴晓婉、杨芬、楚国科、龚小惠、王立亚、李慧、李园

岳阳市君山区

李文斌、廖银辉、张赛男、黄涧菲、汪杨、程芳、张宏、彭霞、李红霞、毛洋、钟小燕、李丹、李桁、李拓、许国筹、肖平、周圆圆

湘西土家族苗族自治州保靖县

王建波、胡炎、姚钧、龙艳兵、刘清香、向迎波、吴永凰、金晓丽、胡金铭、彭瑛、彭勇生、彭秀琼、向珊、腾建

株洲市攸县

罗锋、符三乃、欧阳四新、周胜勇、王优桃、邓永成、易巧明、刘欢、李邹武、刘小英、向小春、刘谭莹、刘璇、晏远程、文菲、孙月臣、喻钢建

怀化市靖州苗族侗族自治县

陈几生、蒋秀豪、杨通万、黄民隆、李任华、储昌宇、胡昌才、唐昭柏、周鲜珍、粟凤秀、吴祥莲、王先虹、邱元元、黄慧珍、赵宏、陈晓军、毛志华、王小燕、田召、梁芝

芷江侗族自治县

彭刚德、刘雅、蒋平、李宗文、尹秀菊、吴仁英、刘蓓、雷满花、唐力、张道明、邓长光、李琳、田丽玲、邓艳芳、肖金梅、吴琦卓、刘馨萍、李漠贤

广东省

广东省

闻剑、李世聪、林协勤、谭剑斌、龙朝阳、张永慧

广东省公共卫生研究院

陈子慧、纪桂元、蒋琦、马文军

广州市

何洁仪、余超、张维蔚、张旭、徐建敏、张晶、夏丹、陶霞、曹毅敏、邓志爱、梁雪莹、麦惠霞、刘俊华

珠海市

谭爱军、陈琦、张秋平、孙亚军、陈丹丹、黄多女、张志雄、朱妹芳、吴秀娟、吴水宾、吴兆伦、刘丹、黄进福、黄岳嶙、黄石锋、林俊润、丁虹、肖惠芹、刘苹、杨洁云

佛山市

钟国强、肖兵、廖乐华、高峰、顾春晖、何耀能、何秀榕、雷雨绯、边翔、陈典鹏、叶碧懿、周文浩、周志伟

肇庆市

李建艺、何汉松、蔡健生、郭赐觊、李仲兰、叶坚、陈华、刘昶、何小芬、孙勇、梁敏妮、罗彦亨、廖雅芬、苏乐斌、黎健萍、谭锦权、陈志健、黄智勤、梁志勇、周日辉

南雄市

陈日新、姚为东、刘丽英、谢康林、王金龙、叶光军、邱美英、雷莲、张艳艳、温聪、朱海辉、李雪梅、谭北京、钟辉萍、凌秀芳、王军喜、孔德桂、蔡珊、吴树兰、汪忠豪

深圳市慢性病防治中心

刘小立、杨应周、徐健、卓志鹏、宋金萍、袁雪丽、池洪珊、王俊、尚庆刚、周继昌、谭洪兴、朱李佳、冯里茹、付寒、管有志、林世平、何嘉茵、傅钰、陈钢

深圳市罗湖区慢性病防治院

王瑞、谢奎、卢水兰、王斯妍、郭春江、谢震华、崔平、符科林、戴国才、周慧敏、于淮滨、童鼎

广州市天河区

张宏、李标、陆文捷、黄志玲、王莉娜、李素允、刘丽娟

佛山市禅城区

王玉梅、邵昭明、梁飞琼、易华俊

惠州市博罗县

杨科明、高群威、朱雪文、谢素芳、张月容、陈丽琼、张继东、张旭初、邱贵平、徐红妹、苏雪珍、曾考考、苏玉梅、张巧华、钟伟锋、曾福英、蔡军、游良珍、周碧兰、彭意婷

阳江市阳西县

卢灿、胡业敬、程小芳、陈茂举、谢爱仪、姚关妹、刘振品、梁秀容、苏练、柯李兼、陈娴、冯贵嫦、谢国祥、叶桂思、陈奇帅、陈丽艳、陈结红、陈缓意、姚传冰、李文思

广西壮族自治区

广西壮族自治区

唐振柱、刘展华、蒋玉艳、方志峰、陈玉柱、陆武韬、陈兴乐、周为文、李忠友、李晓鹏

南宁市

林新勤、葛利辉、刘海燕、梁惠宁、施向东、陆丽珍、王孔前、龙兮、赵丽娜、刘凤翔、梁雪坚

北海市

吴德仁、沈智勇、黄坚、谢平、白海涛、陈玲、许翠玲、宋雪琴、茹立、彭莹、苏娟、卢峰、邓积昌、李彩英、叶永梅、钱小燕、韦洁、郭波、胡小婷、韩沪影

桂林市

潘定权、石朝晖、秦友燕、李玲、何柳莹、张明杰、周清喜、黄茜、秦金勇、刘志冰、蒋立立、宾小燕、杨丽、方芳、邓莹莹、周云、韩丹丹、蒋铁翼

靖西市

王福春、黄德胜、谢继杰、韦彬、林鑫、冯学铭、吴俊斌、许朝仁、刘继红、农波、黄振兴、梁宏章

百色市凌云县
蔡立铭、冉光义、陆守龙、陆世格、覃凌峰、罗宗业、罗东、李天泽、刘一萱、王正毅、李文胜、李大明、黄诗琪、张凤玲、岑炳业、杨秀卿、班庆丰、王泽斌、张婷、陈庆祥

南宁市宾阳县
罗宗宾、陈源珍、莫奔强、邓赞民、陈珍、黄海燕、刘水金、黄英哲、覃善玲、吴树勤、李秋兰、戚强、蒙炜、马富诗、陈威、吴国荣、韦洁、韦宇、何作凡、葛兰香

桂林市兴安县
盘兴和、宋卫、王非非、李海燕、石灵华、谭良梅、杨德保、杨丽君、彭峥勇、蒋松言、秦琼、刘艳波、邹玉萍、王家峰、张丽娟、郑桂芳、宋运华、秦素娟、罗金凤、王雄文

北海市合浦县
苏福康、吴寿荣、王引琼、李秀兰、易丽德、吴润梅、杨述明、梁红、张晋浦、陈小芬、严冰、石艳梅、刘立球、罗静、陈志斌、苏广和、廖英、陈成富、刘必庆

海南省

海南省
江苏娟、杨斌、邢坤、吴青珊、张韵虹、邝欣欣、刘姚若、冯礼明、林峰

海口市
魏金梅、林春燕、吴云英、符卫东、秦宁宁、陈垂华、邝辉、吴芳芳、叶海媚、寇彦巧、陈红、袁坚、朱明、关清、魏仕玉、梅玉炜、林丽君、李健、何婷、王庭、李烨、符宁、容敏婷、陈小欣、何春萍、符学师、张亚伟、张志明、林海英、叶桦、黄海

海口市秀英区
欧昌明、吴清扬、王海涛、谢小凌、吴运杰、王吉晓、周昌雅、周笑冰、罗娟、邝华玲、吴秋娟、王丹、冯兴、张友标、阳香英、申娟妮、李燕、刘玉莲、林先全

海口市琼山区
蔡笃书、陈文英、王秋强、曹军、吴坚、王中元、肖思铭、张琼斌、周天敏、邓影、许丽薇、曾繁德、黄小舒、陆乙钧、吴剑雄、向治宇、史春霞、肖海菊、杨丽桦、王敦雄、吴文姬、符晓妹、曾梅、符尊忠、黄世明

海口市琼山区道客社区服务站
陈叶、陈亚香、徐应利、张雪、林丽丽、陈奕琴

海口市琼山区大园社区服务站
陈文儒、李文玲、王和芳、陈英桂、冯晶晶、云春燕、李春霞

海口市琼山区云龙卫生院
符晓、周瑞婷、王裕山、曾春妹、林云青

重庆市

重庆市
罗书全、熊鹰、杨小伶、向新志、陈京蓉、李志锋、许静茹、王正虹、陈静、张洁

江津区
林晓光、刘思扬、张凯、张英、王利、廖楷、冷崇莉、胡贵萍、王渔、庄雯雯

南岸区
康渝、田渝、伏峙浩、王鹏、罗青梅、缪银玲、王效梅、魏泽静、郝翔、丁长蓉

綦江区

金明贵、陈明亮、谢宜羚、李晓旭、罗春亮、矣肖镭、张良、张集琴、覃家燕、李凤彬

奉节县

廖和平、宋西明、周安政、张克燕、黄萍、陈玮、单勇、陈步珍、杨毅、刘兴学、简斌

四川省

四川省

兰真、毛素玲、刘祖阳、颜玲、许毅、刘蒙蒙、张誉、马梦婷、陈文、彭科怀

成都市

梁娴、李明川、李晓辉、毛丹梅、何志凡、曹晋原、王瑶、冯敏、周蓓欣、马辉勇、赖诗韵、徐萍、周自强、朱昆蓉、杨梅、杨晓松、文君、陈超、刘晓辉、周铮

乐山市

邱学朴、王勇胜、王远、王佳、罗应勤、张翼、余曦、谢忠涛、王加莉、韩革、汪冰、赵彬茜、韩祝、李铭、黄妍、谢莉亚、陈霞、李钰、章厚安、车怀德

华蓥市

李胜春、赵吉春、邹世福、龙世新、滕彩俊、吉雄、李凤霞、邓玉华

雅安市名山区

李江、黄定华、张学斌、庞亚琴、柏同飞、卢华贵、练永国、罗惠、胡启源、陈健、赵耀、冯济尧、高树芬、江莉、高光芬、李继江、周端和、李峰、郑智静、葛晋川

自贡市贡井区

李青志、毕凤安、张菊英、周宗慧、何萍、黄喻梅、王雪莲、代东惠、李林春、汪永进、曹艳、张卫、谭玉仙、林江、叶娟、刘强、商静

广元市旺苍县

周跃金、肖汉平、米家君、齐大勇、张旭虎、赵斌、刘景、黄强、伏良、李静、赵海英、辜菊花

阿坝藏族羌族自治州黑水县

罗尔基、唐晓均、兰卡、唐志、杨佳军、安瑛、何仕有、姜琼玲、占塔木、压木见、茸基、徐琼辉、科玛芝、王异平、何仕有、常英华、泽若满、谢先泽、刘玉娥、匡丽

南充市南部县

邓元辉、刘东、孙建华、梁东、姚先林、李小波、李群英、杨金蓓、杨亚韬、张艳、柴东、朱薇、王小阳、何莉、李小霞、李敏、熊燕、敬丽萍、李邱芳、兰蓓

贵州省

贵州省

何平、汪思顺、赵松华、刘怡娅、陈桂华、李忻、姚鸣、兰子尧

凯里市

黄贵湘、杜中瑜、程妙、孔凡琴、吴琴、乐慧星、吴胜元、谭臻、孙燕萍、王真理

贵阳市云岩区

段齐恺、温建、张江萍、王艳、张威、吴雅冬、刘力允、晏家玲、刘小平、李鹏华、周义仁

贵阳市白云区

袁华、刘一丹、周艳霞、刘俊、王继艳、王刚、崔建华、高立新、秦大智、王顺丽

毕节市黔西县

米涛、刘智明、张玉明、刘忠平、朱德春、李静、杨晓笛、徐静、柳春江、陈恒林

铜仁市德江县

邓应高、田剑波、陈锐、姚燕、陈勇、张玲莉、肖忠敏、全权、吕洪光

黔东南苗族侗族自治州三穗县

吴昭峰、李秀良、张金云、蒋德伟、杨祖炎、周扬四、石敏、李洪富、万昌、陈荣彬、刘相东

云南省

云南省

陆林、赵世文、杨军、万蓉、刘志涛、万青青、张强、李娟娟、阮元、刘辉、赵江、彭敏、胡太芬、王晓雯、余思洋、刘敏、秦光和、徐晓静

个旧市

普毅、孙立、雷金、李保山、张跃辉、廖玲、蒋平洲、吴兴平、李永康、杨建彪、余伟、杨漱、梁雪飞、黄欢、唐春、李纪鑫、许维克

昆明市盘龙区

何丽明、邓明倩、王睿翊、马琳玲、李红梅、石云会、杨纪涛、姚金呈、施艳萍、唐秀娟、李佳、何晓洁、杜开顺、王红

昆明市盘龙区妇幼保健中心

李春阳、喻勋芸、贺江云、谢红群、陈莉、何丽涓

红河哈尼族彝族自治州泸西县

王汝生、孙锐莲、李华昌、朱彦波、魏琳、赵永芝、梁诚、李向勤、毕华、赵云珍、杨艳、李永明、闻琼芝、高岳忠、王建红、高立鹏、陈哲、尚聪林、王家宽、吴卫平、赵云焕

普洱市孟连县

刘华、杨绍红、李纯辉、李建敏、叶罕胆、张其良、罗燕、王永、彭玉产、岩真、李然、叶佤、叶英、冯志刚、张昆、岩依相、陶顺强、叶涛、李扎迫

丽江市宁蒗县

张绪宏、陆雁宁、张龙林、曾忠林、李金友、朱桂兰、林万美、成敏、邰先茂、毛永忠、杨玉惠、彭美芬、杨国才、王爱英、张守菊、祝阿各

昭通市水富县

唐艳霞、杨文秀、梁朝琳、杨宜秀、李华夏、肖明国、董梅、王芳、杨丛芳、陈昌琴、周焕英、罗春芳、李绍江、杨金聪、田琪、李玉龙、李杨、赵君、罗晓燕

文山壮族苗族自治州广南县

庞明江、蒙礼正、李燕琼、王竹、刘加梅、何志安、唐乘舜、黄云娟、陈有杰、岑炳兆、安世慧、罗伟、李明杰、朱华光、颜传菊

西藏自治区

西藏自治区

白国霞、嘎玛仓决、丹措、郭文敏、次旺晋美、李素娟、聂立夏、苟晓琴、次珍、罗布卓玛

拉萨市

唐辉、次仁多吉、平措旺堆

林芝市

杨晓东、李晓菊、海波、龙廷松、曹燕娥、张宪英

拉萨市城关区

次仁旺拉、阿旺晋美、巴桑、拉珍、白吉、德吉

林芝市朗县

索朗央金、何玉萍、邓少平、次仁拉姆、田君、德庆、唐雪梅

陕西省

陕西省

张同军、常锋、王林江、徐增康、孟昭伟、刘建书、赵静珺、陈萍

华阴市

孙军、王晓莹、黄晓鸽、王梓如、钱鑫、庞骅、王朝启、负桂萍、党晓峰、孙桦、王莹、穆莎、颜彪、张荣、郭红英、杨润、汪玉红

西安市新城区

平洁、袁颖、熊建芳、郑学义、杨阳、韩宗辉、赵蕊、董晨阳、赵林、王泉龙、郭建华、董建莉、吕晓蕾、李丛芳

安康市紫阳县

雷安、龚世友、李桦、伍荣兵、钟卫斌、许金华、秦振明、王玲、刘长松、李圆圆、刘国清、李万海、郑学民、徐德强\苏仁玉、徐春、柯丽、方祥、高长友、程同林

延安市安塞县

牛贵侠、刘海利、候树来、闫忠学、李延琦、李天社、杜凯、王振刚、张婷、郭延峰、周卫峰、刘桂荣、纪宏、雷鑫、艾甜甜、李和娜、高美丽、王小梅、拓娜娜、李玉光

咸阳市乾县

侯利孝、王都行、陈琛、李亚峰、黄军党、王正团、张小兵、王鹏军、谢宇、邹军超、李学毅、陈欣、赵快利、马彦涛、徐琳、周颖、康亚庆、韩心怡、王华、赵双战

宝鸡市眉县

王宏、杨彩玲、刘剑飞、马建奇、谭文、安宁、贾利萍、兰志超、康芳侠、廉小妮、杜水泉、王兰、张芳、朱文丽、赵芸、李翠玲、张亚丽、刘建利、孙玉玉、赵兴翰

安康市汉阴县

黄兴平、郭保宏、吴涛、刘厚明、黄露、何云、陈世巧、彭博、肖斌、刘红霞、陈小志、张汉利、李经富、吴丹、徐倩、刘彬休、郭凯、陈善美、朱林、张浩

甘肃省

甘肃省

何健、杨海霞、陈瑞、赵文莉、杨建英、王文龙、蔡美、张清华、康芬艳、韩莹

兰州市

张英、余加琳、贾清、焦艳

兰州市安宁区

李勇、袁帆、李恺祺、岳桂琴、闫莉、鲁继英、赵鑫、尤桂凤、何秀芬、令玲、黄鲜、苏霞、刘玉琴

兰州市城关区

齐跃军、杨海峰、张英、来进韬、刘洁瑞、陈春、漆晓平、陈海燕、宋国贤、张彩虹、张雅瑾、陈福睿、高若华、李杰、鲁明骅、刘燕婷、刘欣辉、李文连、冯杰、魏孔龙、王玉琴、郭莉莉、张敏、杨玉冰、张亚楠

天水市麦积区

文具科、张辉、毛恩科、王佩、何平、张煜、胡明科、郭升卯、刘社太、何鹏先、张天生、赵小良、刘飞鹏、王建福、李忠孝、何军、雷玉龙、董澜、周凤兰、郭永兵、张亚奇、薄向红、田颖、程名晖、吕仲杰、刘星、马佩珠、程东刚、王小平、杨洁

临夏州康乐县

段永刚、张海涛、周亚鹏、刘建科、姬红、马志荣、段燕琴、赵龙、马仲义、张华、张莉、董莉、刘芸香、杨瑞芳、张亚琴、马有礼、张春英、李晓华、庄淑娟、线紫薇、杨灵君、罗正英、雍玉霞、牛文祥、马秀英、吴芳英、马春燕、吴霞

定西市通渭县

姚占国、姜铁军、崔海燕、张铎、姜亚红、白月娟、王立明、刘君、李小光、张亚敏、巩治军、段永德、李维艳、贾颖祯

陇南市成县

任晓明、马国强、任艳红、刘文娟、邱波、任军锐、陈谢会、钟莉、冯二丽、唐琳会、李海林、陈轶枫、李茸茸、权兴平、胡亚娟、李艳芳、李国斌、潘滢、张明、冯力秒、安对强、杨菲、费芳芳、石林平、吴晓芳、李宁宁

青海省

青海省

周敏茹、李溥仁、张晟、马福昌、星吉、车吉、沙琼玥、周素霞、郭淑玲

西宁市

何淑珍、陈抒、李生春、王亚丽、朱海鲁、王金东、李云章、马海滨、赵振川、祁世荣、李志红、郭占清、李虓、孙莉妹、张志芳、张敏、任亚利、崔鹏、耿海杰、黄元、祁志祥、吴黎明、陶宜新

西宁市城西区

石泉霖、冯海建、王玉萍、祁兆斌、张丁鑫乐、祁松奎、陈永志、马震霖、苏燕、祁超、胡海清

海南藏族自治州贵德县

周珉、祁贵海、马晓玲、桑德卓玛、王菊、贺永庆、仲晓春、文化源、杨晓云、王建忠、司太平、陈广海

黄南藏族自治州尖扎县

马克勤、冶海成、辛文清、王清祥、贾翠玲、陈晓莲、王霞、夏吾吉、万玛才让、李生芳

宁夏回族自治区

宁夏回族自治区

赵建华、杨艺、张银娥、舒学军、袁秀娟、曹守勤、马芳、关健、田园、王晓莉

青铜峡市

刘锦平、姚占伏、李晓军、赵仲刚、马丽、李广琴、贾丽萍、王宏玲、史红娟、余兴勤、

沙萍、朱桂清、刘萍娥、夏艳荣、姜晓丽、张成霞、马巧玲、周进才、朱芳、师莉娟

中卫市

雍东播、宁怀军、李生荣、韩雅雯、冯学红、王晓燕、樊彩霞、张月芬、李悦丰、刘萍、
杨新凤、王菲、宋自忠、王占明、雍晓燕、张娣娟、龙文杰、房桂兰、王忠恩、闫泽山、康彦伟、
杨磊、郭文平、宋瑜、孟海波

中卫市海原县

杨应彪、李进刚、田兴梅、董尚斌、谢文明、金玉发、何兴明、冯国英、谢文明、冯敏、
刘鹏、张武、王志平、张毅、刘平、贾学农、金学芬、马海山、邹俊、马宏武、何海东、薛向阳、
梁怀宇、田桂、田梅花、杨洁

新疆维吾尔自治区

新疆维吾尔自治区

马龙、马明辉、地力夏提、亚合甫、符俐萍、倪明建、葩丽泽、王辉、米娜娃、安瓦尔、
张俊、阿斯亚、阿西木、祝宇铭

乌鲁木齐市

巴特尔、成翎、吴亚英、刘健、杨浩峰、阿巴百克力、陈超、张凯伦、黄河、刘泓、马玲、
伊力努尔、孙磊、罗新、李翔、茹建国、王红、阿不都、王新迪、陈文亮、张为胜、赛力汗、
高枫、沙日吐亚、杨阳、李国庆、杨艳梅、李卫东、官蕾、张妍、杨毅、王东菊、陈爽、韩志国、
曹琦、李红、木尼热、桑小平、宋霞、王琴、沈晓丽、刘丽、孙磊

克拉玛依市

拜迪努尔

克州

阿不都热依木江

克孜勒苏柯尔克孜自治州阿克陶县

印安红、阿不拉艾买提、库热西、巴克、艾山江托合提、陈西荣、李剑锋、阿扎提古丽、
汗克孜、李俊、依克拉木、吐热不古、艾尔肯、艾拉克孜、茹先姑力、买买提江、阿依木莎
哈尼克孜、阿力木江、热依木古力、买买提图尔荪、阿提姑力、阿不都热依木江、阿斯木古丽、
玛依拉、阿提古丽、古丽努尔、米热姑力、阿提古丽、乔力番古力、艾力江、阿依努尔赛买提、
阿丽米热、古拉依木、再努尔、阿帕尔、姑海尔妮萨

附录 3

监测样本点与样本分布情况

附录 3-1　2010—2012 中国居民营养与相关健康状况监测样本点与样本分布情况（150 个）

省/自治区/直辖市	大城市	中小城市	贫困县	非贫困县
北京	西城区 崇文区	怀柔区		延庆县
天津	河西区	北辰区		静海县
河北	石家庄市新华区	邯郸市邯山区 唐山市迁安市	衡水市武强县 邯郸市涉县	石家庄市井陉县 秦皇岛市昌黎县
山西	太原市迎泽区	晋中市榆次区	临汾市大宁县 忻州市河曲县	长治市襄垣县
内蒙古	呼和浩特市新城区	包头市石拐区	通辽市库伦旗 赤峰市敖汉旗	古巴彦淖尔市五原县
辽宁	沈阳市沈河区 大连市中山区	阜新市太平区		抚顺市抚顺县 丹东市宽甸满族自治县
吉林	长春市朝阳区	吉林市龙潭区		辽源市东丰县
黑龙江	哈尔滨市道外区	牡丹江市宁安市	哈尔滨市延寿县	黑河市孙吴县
上海	长宁区 虹口区	青浦区		崇明县
江苏	南京市秦淮区	泰州市高港区 南京市浦口区 南通市海门市		南京市溧水县 淮安市洪泽县
浙江	杭州市江干区 宁波市江东区	金华市金东区 嘉兴市桐乡市		湖州市安吉县 丽水市松阳县
安徽	合肥市瑶海区	安庆市迎江区	亳州市利辛县	安庆市怀宁县 亳州市蒙城县
福建	福州市仓山区 厦门市思明区	福州市福清市		福州市闽清县 漳州市南靖县
江西	南昌市东湖区	宜春市樟树市	抚州市广昌县	上饶市万年县 宜春市宜丰县

续表

省/自治区/ 直辖市	大城市	中小城市	贫困县	非贫困县
山东	济南市历下区 青岛市北区	潍坊市昌邑市 莱芜市莱城区		东营市利津县 济宁市泗水县 泰安市宁阳县
河南	郑州市金水区	洛阳市吉利区 洛阳市西工区	濮阳市台前县 商丘市虞城县	平顶山市宝丰县 开封市开封县 周口市商水县
湖北	武汉市江汉区	鄂州市华容区 武汉市黄陂区	十堰市房县	宜昌市远安县 孝感市云梦县
湖南	长沙市天心区	岳阳市君山区 常德市武陵区	湘西土家族苗族自 治州保靖县	怀化市靖州苗族侗族自 治县 株洲市攸县
广东	广州市天河区 深圳市罗湖区	珠海市金湾区 肇庆市端州区 佛山市禅城区		阳江市阳西县 惠州市博罗县
广西	南宁市兴宁区	北海市海城区	百色市凌云县	桂林市兴安县 南宁市宾阳县
海南		海口市秀英区	琼中黎苗族自治县	定安县
重庆	南岸区	江津区	奉节县	綦江县
四川	成都市金牛区	广安市华蓥市 乐山市市中区	阿坝藏族羌族自治 州黑水县 广元市旺苍县	雅安市名山县 内江市隆昌县
贵州	贵阳市云岩区	贵阳市白云区	黔东南苗族侗族自 治州三穗县 铜仁地区德江县	毕节地区黔西县
云南	昆明市盘龙区	红河哈尼族彝族 自治州个旧市	普洱市孟连傣族拉 祜族佤族自治县 丽江市宁蒗彝族自 治县 红河哈尼族彝族自 治州泸西县	昭通市水富县
西藏		拉萨市城关区		林芝地区朗县
陕西	西安市新城区	渭南市华阴市	延安市安塞县 安康市紫阳县	咸阳市乾县
甘肃	兰州市安宁区	天水市麦积区	临夏回族自治州康 乐县 定西市通渭县	陇南市成县
青海		西宁市城西区	黄南藏族自治州尖 扎县	海南藏族自治州贵德县
宁夏		吴忠市青铜峡市	中卫市海原县	
新疆	乌鲁木齐市沙依巴 克区		克孜勒苏柯尔克孜 自治州阿克陶县	

附录3-2　2013中国居民营养与健康状况监测（0～5岁儿童和乳母）样本点与样本分布情况（55个）

	大城市（12）		中小城市（15）		普通农村县（18）		贫困农村县（10）	
北京	110101	东城区						
天津			120113	北辰区	120223	静海县		
河北			130205	唐山开平区			131123	武强县
山西					140321	平定县	140930	河曲县
内蒙古					150523	开鲁县		
辽宁	210204	大连沙河口区	210682	凤城市				
吉林					220421	辽源市东丰县		
黑龙江	230103	哈尔滨南岗区			230223	伊安县		
上海	310103	黄浦区	310118	青浦区				
江苏			320684	海门市	320124	南京市溧水县		
浙江	330103	杭州下城区			331124	丽水市松阳县		
安徽			340803	安庆大观区	341622	蒙城县		
			341402	巢湖居巢区				
福建	350104	福州市仓山区			350627	漳州市南靖县		
江西					361129	万年县		
					360727	龙南县		
山东			370684	蓬莱市				
河南	410105	郑州金水区			410224	开封县		
					411328	唐河县		
湖北			420607	襄阳区	420525	宜昌市远安县		
湖南	430102	长沙芙蓉区			431228	芷江县		
广东	440303	深圳市罗湖区	440282	南雄市				
广西			450304	桂林象山区	450521	合浦县	451025	靖西县
海南			460107	海口琼山区				
重庆	500105	南岸区					500236	奉节县
四川			510303	自贡贡井区			511321	南部县
贵州			522601	凯里市			522624	三穗县
云南	530103	昆明盘龙区					532627	广南县
陕西					610326	眉县	610921	汉阴县
甘肃	620102	兰州城关区					622922	康乐县
青海					632523	贵德县		
宁夏			640502	中卫市沙坡头区				
新疆							653022	克孜勒苏柯尔克孜自治州阿克陶县